Anna Trökes

YOGA

für mehr Energie und Ruhe

Verspannungen lösen, die Wirbelsäule aufatmen lassen

Belebende Morgen- und entspannende Abendroutinen

Inhalt

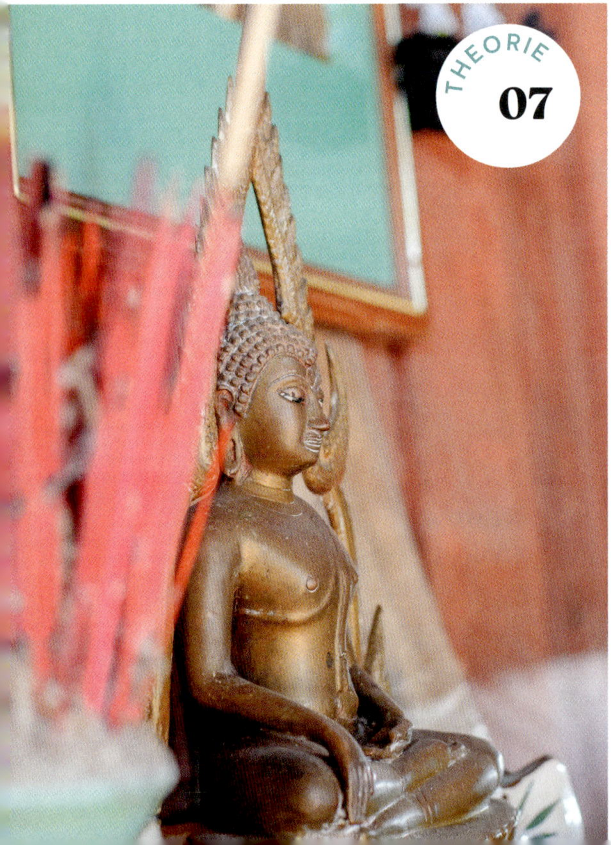

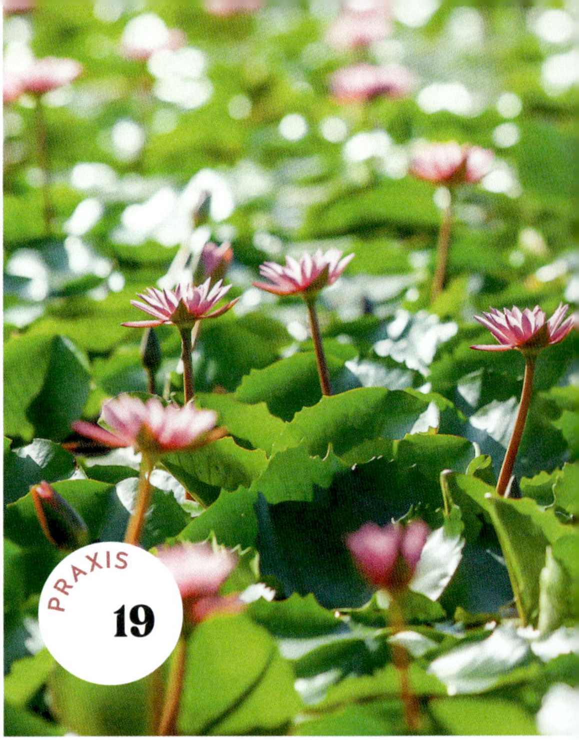

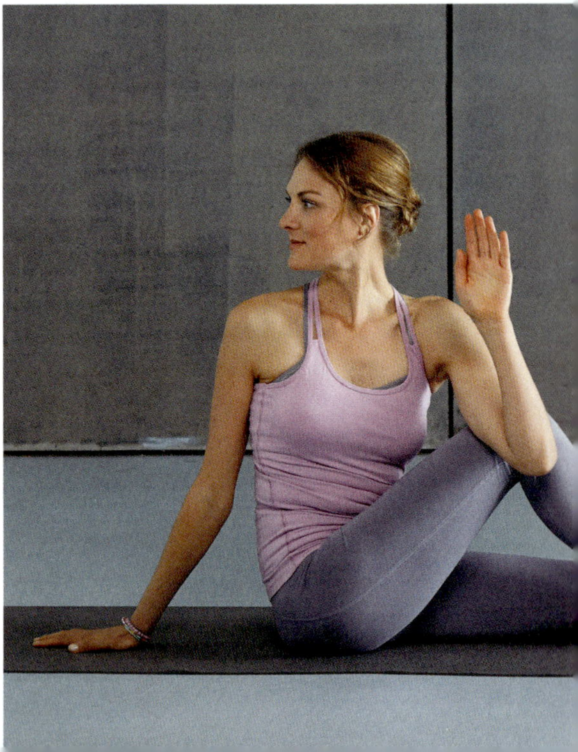

Theorie

Service

Praxis

»Yoga ist ein lange erprobter Übungsweg. Er führt uns gleichermaßen in unsere Kraft wie in die Ruhe.«

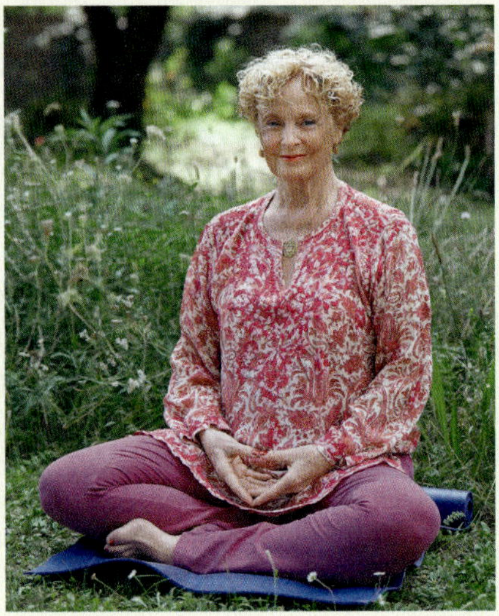

ANNA TRÖKES

ist eine der profiliertesten Yogalehrerinnen und Yoga-autorinnen im deutschsprachigen Raum. Sie unterrichtet seit 1974 und lehrt seit 1983 innerhalb der Yogalehrerausbildungen des Berufsverbandes der Yogalehrenden in Deutschland (BDY) und anderer europäischer Verbände. Viele Jahre lang hatte sie in Berlin eine eigene Yogaschule. Anna Trökes ist Heilpraktikerin, Rückenschulleiterin und hat zahlreiche Bücher, CDs und eine DVD zum Thema Yoga veröffentlicht. www.prana-yoga-berlin.de

Hatha-Yoga ist heutzutage weltweit die am häufigsten praktizierte Übungsform des Yoga. Der Name ist Programm: Ha steht für Sonne, Energie, Aktivität und Kraft. Tha für Mond, Regeneration, Ruhe und Loslassen. Hatha-Yoga steht damit für einen Weg, der sich an der Polarität des Lebens und an den vielfältig auftretenden Biorhythmen orientiert. Lernen wir, diesem wellenförmigen Rhythmus zu folgen, erschaffen wir uns eine Balance zwischen Phasen der Aktivität und der Ruhe. Das Gleichgewicht der beiden Kräfte – im Hatha-Yoga symbolisch Sonne und Mond – ist die Grundlage unserer Regenerationsfähigkeit und damit unserer Gesundheit.

Die Meister des Hatha-Yoga haben zudem schon vor fast tausend Jahren erkannt, dass die Fähigkeit, körperlich zu entspannen und geistig zur Ruhe zu kommen, entscheidend davon abhängt, ob wir uns in unserer Kraft gegründet erfahren.

Und sie haben erkannt, dass es wichtig für die Unterstützung unseres Biorhythmus ist, am Morgen so zu üben, dass man sich erfrischt und wach fühlt, und sich am Abend einer beruhigenden Übungspraxis zu widmen. All das ist auch in diesem Buch berücksichtigt. Deshalb finden Sie hier viele Tipps, Übungen und Programme, die speziell auf Ihre energetischen Bedürfnisse zugeschnitten sind.

Viel Freude beim Üben!

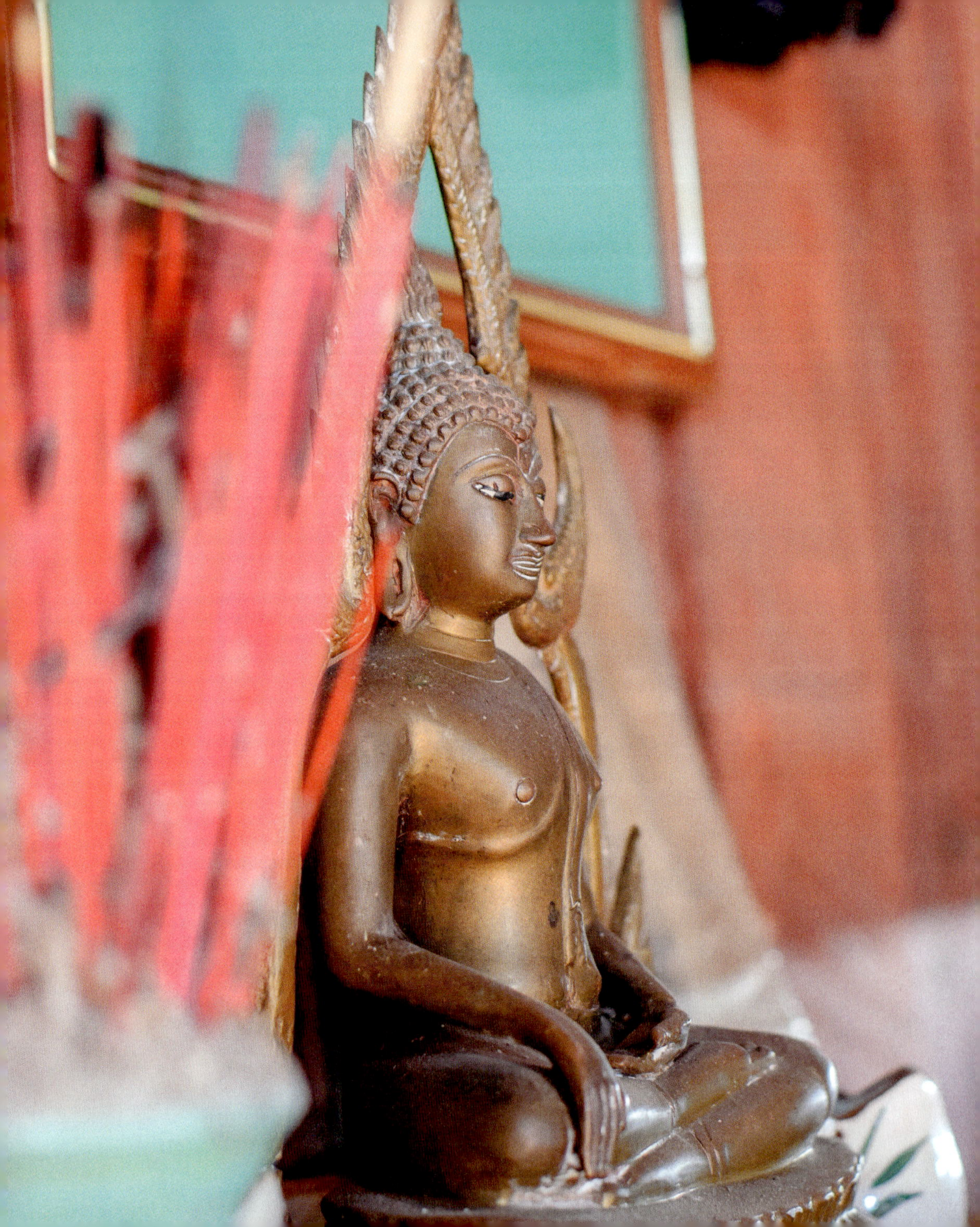

Yogapower fürs reale Leben

Sie würden gern jeden Tag etwas für sich tun, etwas gegen Nervosität, Rückenschmerzen oder Stress? Mit diesem Buch wird das Üben bequem und machbar. Aber bevor Sie loslegen, lesen Sie bitte hier ein paar wichtige Dinge vorab. Und dann schenken Sie sich selbst jeden Tag eine Viertelstunde Yoga. Sie werden bald merken, wie gut Ihnen das mäßige – aber regelmäßige – Üben tut.

Eine Praxis für jeden Tag

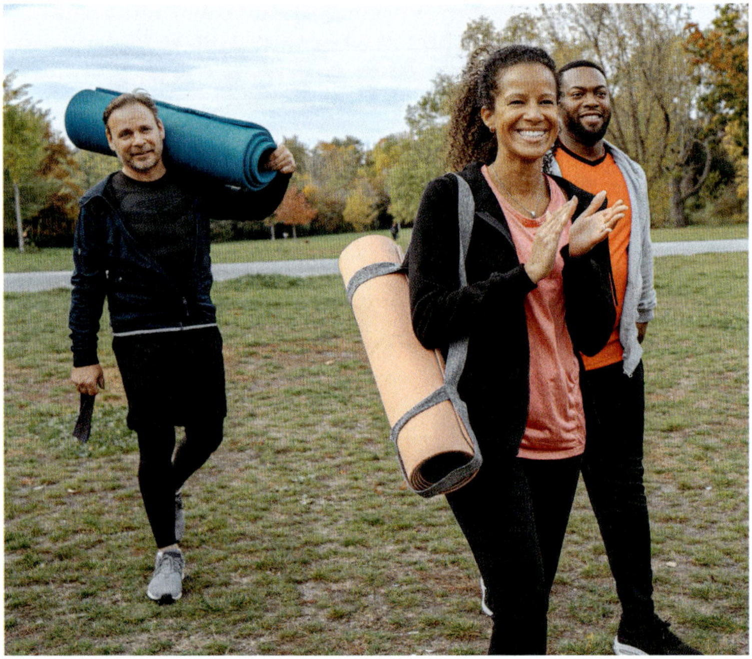

Sich jeden Tag etwas Gutes tun, um fit und beweglich zu werden und den Strapazen des Alltags entgegenzuwirken, das ist ein Vorsatz, den wir immer wieder fassen – und der dann doch so schwierig umzusetzen ist. Sich allein zu motivieren, ist nicht leicht. Wann sollen Sie überhaupt die Zeit zum Üben

finden? Und wenn Sie sie freigeschaufelt haben: Was sollen Sie nun üben? Worauf müssen Sie achten?
Diese Fragen stehen wie Hindernisse vor dem Tun, und so verschiebt man den Beginn einer – sicherlich – wundervollen Yogapraxis von einem Tag zum anderen.
Wenn Sie das Gefühl haben, dass all das auf Sie zutrifft, dann befinden Sie sich in guter Gesellschaft. Aber ab sofort gibt es eine einfache Möglichkeit, wie Sie Ihren inneren Schweinehund ausschalten können: Sie laden einfach die zum Buch gehörenden Übungsfolgen per Link oder QR-Code (siehe Anhang) herunter, rollen Ihre Matte aus und beginnen Ihre Übungspraxis. Die Angebote sind in überschaubare Viertelstundenblöcke aufgeteilt, sodass Sie sicher irgendwo in den 24 Stunden eines Tages eine Nische finden. Denken Sie daran: Je mehr Stress Sie haben, desto nötiger brauchen Sie das Üben und desto hilfreicher ist es! Achten Sie aber darauf, dass Sie sich mit dem Yogaprogramm keinen neuen Stress erschaffen!

Schenken Sie sich vielmehr Wertschätzung und Lob, wann immer es Ihnen gelingt, trotz aller Anforderungen zu üben, und Verständnis, falls Sie es einmal nicht schaffen.

Wie Yoga Ihnen im Alltag helfen kann

Was den Alltag oft so anstrengend macht, ist die Tatsache, dass wir so einseitig gefordert werden. Einige müssen den ganzen Tag sitzen, bis der Körper durch den ständigen Mangel an Bewegung angespannt und erschöpft ist. Andere stehen viel oder sind den ganzen Tag in Bewegung, sodass am Abend Rücken und Beine wehtun. Unsere gegenwärtigen Lebens- und insbesondere Arbeitsgewohnheiten machen es uns wirklich nicht leicht. Die Yogaübungen dieses Buches können Ihnen vor allem helfen, diesen einseitigen Belastungen entgegenzuwirken – denn sie sind es, die langfristig krank machen.

SORGEN SIE FÜR DEN GESUNDEN AUSGLEICH

Wenn Sie viel sitzen, bieten die Übungen Ihnen wieder Dehnungen und Bewegungen. Wenn Sie viel auf den Beinen sind, dann bieten sie Ihnen Ruhe und Entlastung für Rücken und Beine. Wenn Sie den ganzen Tag konzentriert arbeiten mussten, bieten sie dem Geist Entspannung, damit er nicht mehr wie ein aufgescheuchtes Huhn hin und her rennt, sondern sich wieder sammelt und still wird. Nur so können Sie zur Ruhe kommen und Schlaf finden, um sich für die Anforderungen des neuen Tages zu erholen.

Jeder kann Yoga üben

Die Übungen dieses Buches sind so aufgebaut, dass jede und jeder sie ohne besondere Vorkenntnisse oder Voraussetzungen üben kann. Weder Alter noch mangelnde Gelenkigkeit sind Hinderungsgründe – auch nicht die normalen Beschwerden, die uns plagen, wie Rückenschmerzen, Kopfschmerzen, Nervosität oder der übliche Verschleiß der Gelenke. In all diesen Fällen können Sie dennoch – achtsam und ohne sich zu überlasten – üben und dürften davon stark profitieren. Dennoch gibt es einige Erkrankungen oder Lebensphasen, die erfordern, dass Sie gegebenenfalls zuerst Rücksprache mit Ihrem Arzt halten und in jedem Fall sanft und geduldig mit sich umgehen.

WANN IST VORSICHT GEBOTEN?

Üben Sie besonders achtsam und behutsam, wenn Sie länger krank waren (auch nach einer dicken Grippe), wenn Sie sich sehr erschöpft fühlen, bei allen Kreislaufschwankungen (also wenn Ihnen schnell schwindlig wird oder Ihr Blutdruck sehr niedrig oder sehr hoch ist), bei allen Schmerzzuständen (lassen Sie unbedingt abklären, wodurch sie ausgelöst werden!), bei starken Verschleißerscheinungen an der Wirbelsäule oder den Gelenken, bei Asthma, während der Regelblutung und in der Schwangerschaft. Machen Sie an Tagen, an denen Sie sich nicht wohlfühlen, nur ein kurzes Programm – aber üben Sie! Die Regelmäßigkeit ist wirklich das Entscheidende, und zwar nicht nur für Ihren Körper, sondern auch für Ihren Geist. Machen Sie aus der Praxis mit der Zeit eine feste Gewohnheit, die Sie nicht mehr missen wollen, weil sie Ihnen so guttut.

SIE SOLLTEN NICHT ÜBEN, ...

... wenn Sie unter einer akuten Infektion oder Entzündung leiden, akute Schmerzen haben oder akute Rückenprobleme (etwa einen Bandscheibenvorfall).
... wenn Sie sich »irgendwie« krank fühlen, da manche Übungen eine beginnende Erkrankung noch verstärken könnten. Lassen Sie Ihre Beschwerden beim Arzt abklären beziehungsweise warten Sie, bis sie abgeklungen sind.

Was ist Yoga?

Yoga ist für sehr viele Menschen auch hierzulande mittlerweile etwas ganz Alltägliches. Für andere hat es noch immer etwas Geheimnisvolles, wohl weil es eine so lange Geschichte in einer uns eher fremden Kultur – der altindischen – hat. Doch, bitte: Keine Berührungsängste.

Yoga ist ein seit dem Altertum bekannter und bewährter Übungsweg, um Körper, Atem, Geist und Seele so zu beeinflussen, dass sie harmonisch aufeinander einwirken. Die Übungen schaffen einen Ausgleich zu den Belastungen des Alltags. Sie stärken den Körper, die Atemkraft und unsere Fähigkeit, den Herausforderungen des Lebens gelassen zu begegnen.

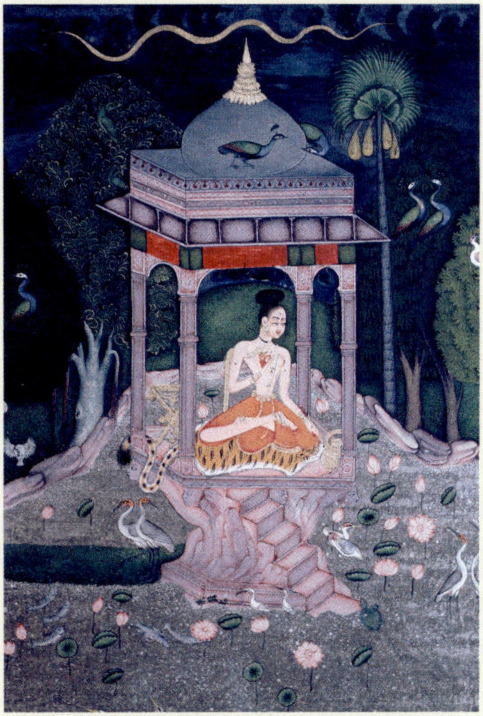

Yoga wird definiert als ein Zustand, in dem unser Geist zur Ruhe gekommen ist und in dem wir ganz bei uns sind. Im Yoga heißt es, dass unsere Geistesverfassung – unser Gestimmtsein – wesentlich für unser Befinden und unsere Gesundheit ist. Folglich bietet er viele Methoden, die helfen, unseren Geist günstig zu beeinflussen, vor allem aber, ihn zu stabilisieren. Eine davon ist der Hatha-Yoga mit seinen Körperübungen, von denen Sie eine Auswahl in diesem Buch finden.

So üben Sie richtig

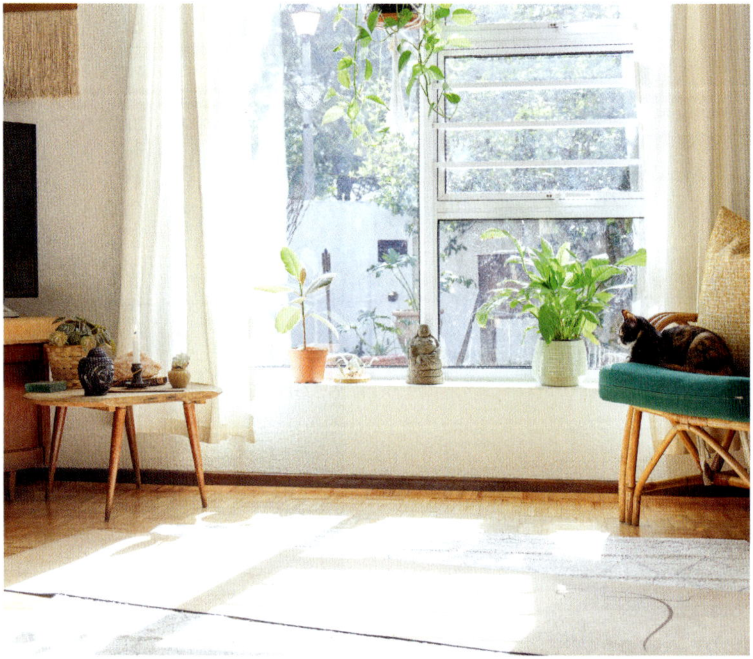

Lesen Sie hier, wann und wie Sie am besten Yoga üben und was Sie fürs Üben brauchen. Ganz wichtig für den Übungserfolg: Bleiben Sie dran, aber setzen Sie sich nicht unnötig unter Druck. Wenn Sie sich vornehmen, jeden Tag zu üben, und es kommt Ihnen ständig etwas dazwischen, dann starten Sie unerschüttert immer wieder neu. Schauen Sie nicht darauf, dass es gestern nicht klappte – beginnen Sie heute!

Die beste Zeit

Jede Zeit am Tag ist geeignet, in der Sie 15 bis 20 Minuten ungestört sind.

- *Das kann am Morgen noch vor dem Frühstück sein, um den Tag gut zu beginnen. Die Yogis favorisieren den frühen Morgen von jeher, denn dann können wir in der Regel sicher sein, nicht gestört zu werden. Wir sind zwar noch ein wenig steif, aber dafür ganz nüchtern, sodass nichts unseren Organismus belastet.*
- *Vielleicht bietet sich auch Ihre Mittagspause zum Üben an. »Die acht Bewegungsrichtungen der Wirbelsäule« auf Seite 100 zum Beispiel lassen sich auch gut in Alltagskleidung üben.*
- *Das abendliche Üben stellt einen Abschluss des Tagesablaufs dar und verleiht Ihrem Feierabend eine ganz eigene Qualität. Achten Sie nur darauf, dass Ihre Umgebung weiß, dass Sie sich nun eine kurze Auszeit nehmen, um sich zu regenerieren.*

Wann auch immer Sie üben: Stellen Sie Telefon und Handy ab und ziehen Sie sich zurück. Achten Sie darauf, dass seit Ihrer letzten größeren Mahlzeit mindestens drei Stunden vergangen sind, und trinken Sie unmittelbar vor dem Üben keine größeren Mengen Flüssigkeit. Und schon kann es losgehen.

EINMAL TÄGLICH YOGA

Das tägliche Üben der gleichen Bewegungen und Haltungen hat einen deutlich wahrnehmbaren Trainingseffekt, der sich bereits nach wenigen Monaten zeigt. »Monate« klingt erst mal lang, aber bedenken Sie, wie viele Jahre einer unangemessenen Behandlung Ihr Körper gebraucht hat, bis er die Beschwerden zeigte (zum Beispiel die Nackenverspannung), die Sie heute veranlassen, mit dem Üben zu beginnen. Seien Sie also geduldig mit sich!
Die Haltungen und Bewegungen des Yoga sind so lange erprobt und verbessert worden, dass die Wirkungen gar nicht ausbleiben können! Seit Jahrtausenden helfen sie den Menschen in Indien und seit einigen Jahrzehnten immer mehr Menschen auch bei uns und überall in der Welt.

IMMER MAL ETWAS NEUES

Um die Freude beim Üben zu behalten, bringen Sie Abwechslung ins Üben: Machen Sie also beispielsweise heute eine der Morgenroutinen (ab *Seite 19*) und morgen eine der Übungsfolgen für den Abend (ab *Seite 63*).

Das brauchen Sie

Sie brauchen nicht viel, um Yoga zu üben. Und es kann Freude machen, diese Dinge im Raum zu haben und sich damit einen Ruheplatz zu gestalten.

- *Tragen Sie beim Üben bequeme Kleidung: je nach Temperatur eine Yogahose und ein Top oder T-Shirt sowie eventuell Socken. Achten Sie darauf, dass die Kleidung Sie nicht einengt. Das gilt insbesondere für BH und Hosenbund.*
- *Je nach Übung brauchen Sie eine rutschfeste oder eine weiche Unterlage. Es empfiehlt sich auf jeden Fall die Anschaffung einer dünnen, rutschfesten Matte, die durch eine zusammengefaltete Decke oder eine Yogamatte aus Wolle ergänzt werden kann (Bezugsadressen siehe Seite 119).*
- *Für die Übungen im Sitzen auf dem Boden ist es angenehm, ein Meditationskissen oder -bänkchen zu haben. Entscheiden Sie sich für ein Bänkchen, wenn Sie Knieprobleme oder Durchblutungsstörungen in den Beinen haben (Krampfadern). Nutzen Sie ein Sitzkissen, sollte es nicht zu hoch und nicht zu fest sein.*
- *Für die Entspannungsübung brauchen Sie eventuell ein flaches Kissen, um es unter den Kopf zu legen, und eine leichte Decke.*

Die ganze Ausrüstung wird ungefähr 100 Euro kosten und Ihnen viele Jahre Freude bereiten.

Ein Bänkchen, eine warme Wollmatte, eine rutschfeste Matte und ein Sitzkissen: Wählen Sie schöne Utensilien, mit denen Sie sich einen einladenden Übungsplatz gestalten können.

Sinnvoll üben mit Buch und Audio-Download

Bevor Sie mit dem Üben beginnen, schauen Sie sich erst einmal in Ruhe die verschiedenen Übungskapitel an. Verschaffen Sie sich zunächst einen Überblick. Beim Üben lassen Sie sich dann von den Beschreibungen und Fotos oder von den Anleitungen zum Download *(Seite 126)* begleiten.

Im Buch finden Sie über den Download hinausgehende Anregungen, die fürs Üben hilfreich sind:

- *Alternativen, wenn Ihnen eine Übung Mühe macht, und Ergänzungen, damit es Ihnen auf die Dauer nicht langweilig wird.*
- *Vorsichtsregeln zu den Haltungen und Bewegungsabläufen – damit sollten Sie sich unbedingt vertraut machen! Wenn etwas auf Sie zutrifft, seien Sie besonders achtsam. Machen Sie die Übung anfangs lieber etwas weniger lange oder intensiv, damit sie Ihnen nützt und nicht schadet.*

- *Was diese Übung bewirkt – auch diese Texte sollten Sie genau lesen. Versuchen Sie, während Sie üben, sich immer wieder daran zu erinnern – zum Beispiel: »Jetzt stärke ich gerade meinen Rücken.« Die Bewusstmachung der positiven Wirkungen Ihres Tuns wird so zu einer Affirmation, die aus dem Unbewussten heraus die Wirkung verstärkt.*

KOMBINIEREN SIE DIE ÜBUNGSPROGRAMME

Wenn Sie – in den Ferien oder am Wochenende – mehr Zeit zur Verfügung haben, dann können Sie die Programme miteinander verbinden, zum Beispiel von der Morgenroutine erst den Kurs für Nacken und Rücken machen, dann den Kurs, um den Kreislauf in Schwung zu bringen, und dann die Herzmeditation. So sind Sie angenehm gefordert und zugleich gut entspannt.
Oder Sie üben am Abend erst den Kurs, um zur Ruhe zu kommen, dann den Kurs, der nach vielem Sitzen und Stehen Ihrem Körper einen Ausgleich anbietet, und schließlich die Entspannungsübung (plus eventuell die Herzmeditation).

Übungsdauer nach Bedarf

etwa 15 Minuten: ein Programm
etwa 20 Minuten: ein Programm plus Entspannung
etwa 25 Minuten: ein Programm plus Entspannung plus Herzmeditation
etwa 30 Minuten: zwei Programme
etwa 35 Minuten: 2 Programme plus Entspannung
etwa 40 Minuten: zwei Programme plus Entspannung plus Herzmeditation

Leisten Sie sich von Zeit zu Zeit einen Lehrer

Bücher und Downloads mit Anleitungen zum Üben sind wunderbar, denn sie machen uns unabhängig von festen Kurszeiten und Anfahrtswegen und ersparen uns die Kurskosten. Dennoch sollten Sie wenigstens von Zeit zu Zeit in den Unterricht eines versierten Yogalehrers oder einer erfahrenen Yogalehrerin gehen – in einen Gruppenkurs oder, besser noch, in den Einzelunterricht, wie ihn viele heute anbieten.
Der Grund dafür ist einfach: Wenn Sie immer nur allein üben, bekommen Sie nämlich kein Feedback. Niemand korrigiert Sie oder zeigt Ihnen, wie Sie – für sich persönlich – das Üben optimieren können. Deshalb schleichen sich fast unweigerlich nach einiger Zeit kleine Ungenauigkeiten und Fehler ein, die der vollen Entfaltung der positiven Wirkungen Ihres Übungsprogramms entgegenstehen können.

INDIVIDUELLE UNTERSTÜTZUNG

Heutzutage sind die meisten Yogalehrenden im Laufe ihrer Ausbildung intensiv darauf trainiert, zu sehen, mit welchen Fähigkeiten und Einschränkungen die Teilnehmer in den Kurs kommen und welche Übungen ihnen am wirkungsvollsten helfen können.

Nur Lehrerinnen und Lehrer verstehen sich darauf, ein maßgeschneidertes Übungsprogramm zu entwickeln und so ein effektives Üben zu ermöglichen. Außerdem sind sie in der Lage, Abwechslung in den Unterricht zu bringen. Üben in der Gruppe kann auch Anregung und Inspiration für die eigene Übungspraxis zu Hause sein. Der Kontakt zu einem Lehrer ermöglicht Ihnen einen Austausch über das, was Ihnen widerfährt, wenn Sie sich auf den Weg machen, mithilfe des Yoga sich selbst zu begegnen. Aus all diesen Gründen war der direkte Kontakt zwischen Lehrer und Schüler über die Jahrtausende hinweg die traditionelle Form der Unterweisung.

Sehr empfehlenswert ist es auch, von Zeit zu Zeit ein Yoga-Wochenende oder einen Yoga-Ferienkurs zu besuchen, um die eigene Praxis – und die Freude daran – aufzufrischen.

BESTENS GESCHULT

Achten Sie darauf, dass Ihr Lehrer oder Ihre Lehrerin gut ausgebildet ist, und scheuen Sie sich nicht, nach den entsprechenden Qualifikationen zu fragen. International anerkannte Ausbildungen dauern etwa vier Jahre und beinhalten gute Kenntnisse in Anatomie. Achten Sie auf das Prädikat »Yogalehrerin BDY/EYU«. Diese Lehrer haben eine Anerkennung des Berufsverbands der Yogalehrenden in Deutschland (BDYoga) und der Europäischen Yoga Union (EYU).

Unterstützung für das vegetative Nervensystem

Unser vegetatives (oder autonomes) Nervensystem besteht aus zwei sich ergänzenden Ästen, die neben der Wirbelsäule verlaufen: dem Sympathikus, der alle unsere Körpersysteme aktiviert, und dem Parasympathikus (mit seinem Hauptnerv Vagus), der diese Aktivierung wieder abbremst und beruhigt.

Der Sympathikus-Nervenstrang wird gern als unser Stressnerv bezeichnet. Seine Aktivierung macht nicht nur uns Menschen, sondern auch Tiere bereit, entweder zu kämpfen oder zu fliehen. Damit er »wach« wird, reichen schon Kleinigkeiten, wie die Konfrontation mit etwas Neuem und Ungewohntem, alle Arten von Störungen und Irritationen. Vor allem aber sorgt alles, was uns Stress bereitet, für einen aktivierten Sympathikus.
Die Antwort des Sympathikus auf diese alltäglichen Reize ist immer ganzkörperlich, denn er agiert gemäß dem Prinzip »Alles oder nichts!« und springt zudem auch noch automatisch an. Er regt sich nur ab, wenn der Parasympathikus aktiv werden und für eine kleine Weile dominant bleiben kann. Das bedeutet konkret, dass unser vegetatives Nervensystem auf aktive Entspannung angewiesen ist. Wir sprechen von einer Entspannungsantwort. Wenn unser Organismus sie nicht angeboten bekommt, verbleibt er in einem angespannten Zustand, der uns mit der Zeit ermüdet und erschöpft. Wir müssen uns also aktiv um das »Runterfahren« kümmern.

ENTSPANNEN ALS TÄTIGKEIT

Aktives Entspannen bedeutet im Yoga, bewusst langsam zu üben – ohne jeden Gedanken an Performance oder Leistung. Dann kann der Atem wieder tiefer werden, Gähnen oder Seufzen entsteht zur Spannungsregulation. Das ruhige Üben hilft uns außerdem, uns wieder zu spüren und unsere Energiereserven aufzufüllen.
Wenn wir kraftvoll üben, ist das Nervensystem gefordert, sich anzupassen und in Ruhe damit umzugehen, damit dieses intensivere Üben nicht als Stress erfahren wird, sondern als eine Möglichkeit, vom Kopf in den Körper zu kommen und nach und nach Kraftreserven aufzubauen.

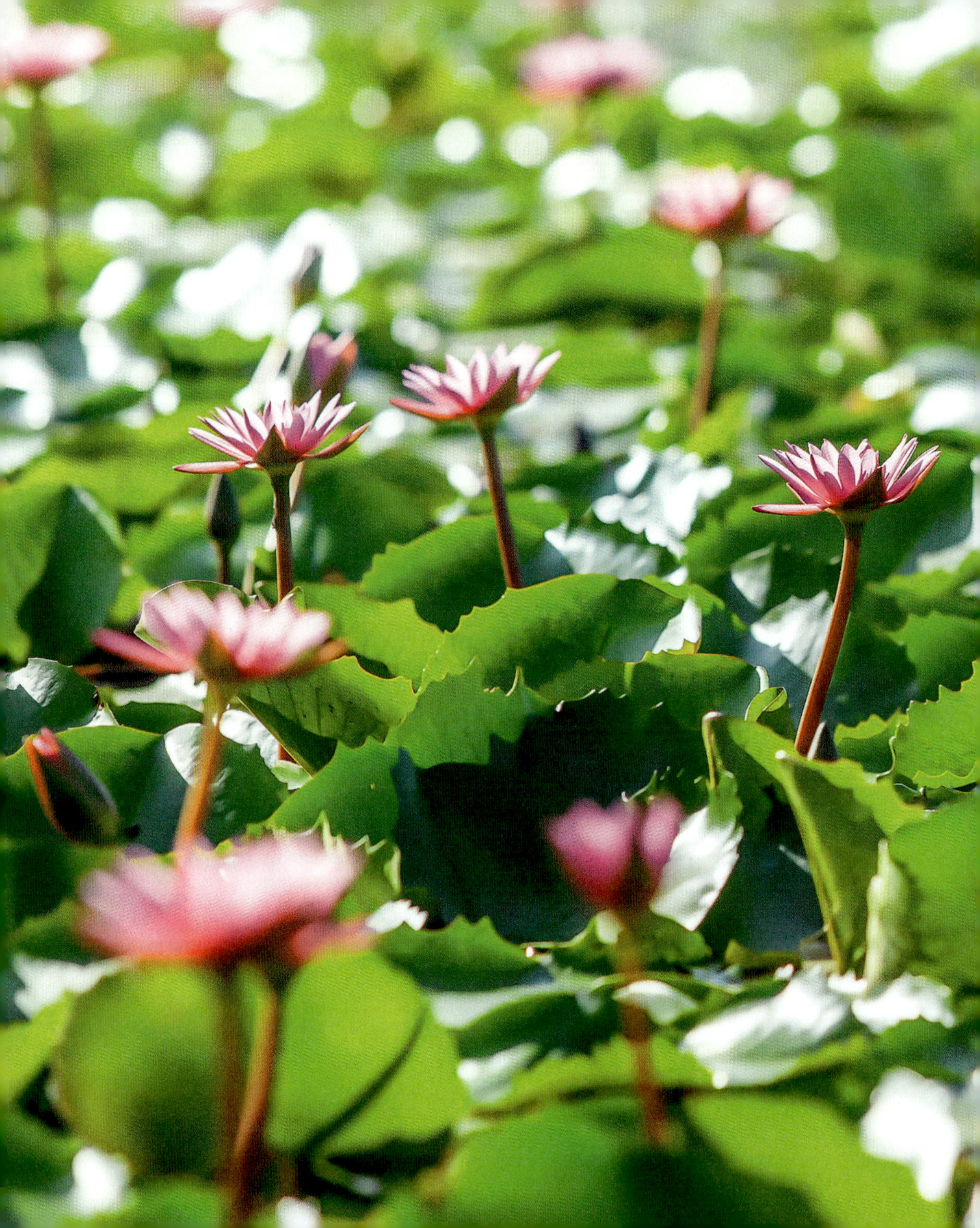

Gut in den Tag starten

Die beiden Morgenroutinen, die Sie hier finden, geben Ihnen gleich zu Beginn des Tages das herrliche Gefühl, schon etwas für sich getan zu haben.

Für Rücken und Nacken

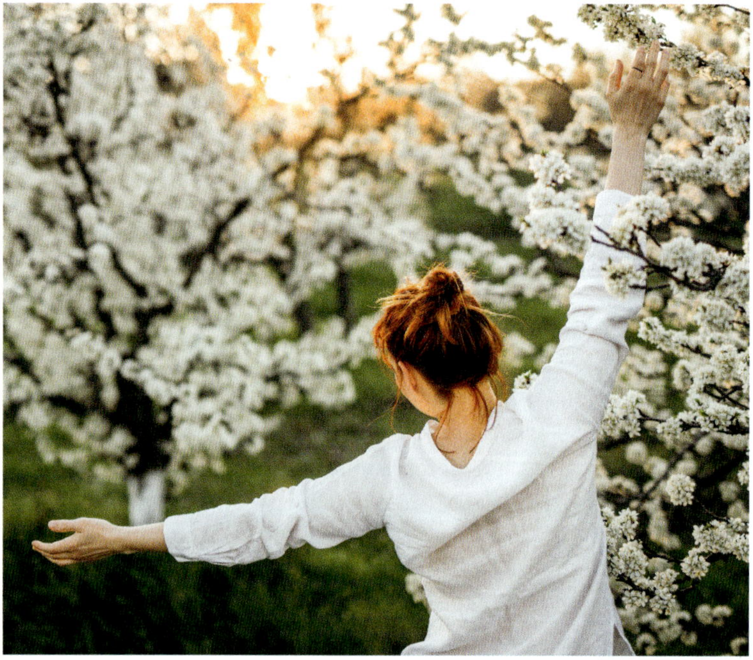

Wie kommt es dazu, dass Nacken oder Rücken morgens schmerzen? Sicher, manchmal liegt es am Kopfkissen oder an der Matratze, die Sie schon lange austauschen wollten. Aber wie kann es sein, dass Sie sich manchmal sogar von den besten Kissen und Matratzen erheben und dennoch verspannt sind und sich kaum bewegen können? Was geschieht dabei im Verborgenen – und wie lässt sich die Situation verbessern?

Tagsüber haben wir alles unter Kontrolle

Den ganzen Tag über müssen wir uns darauf konzentrieren, unser Pensum zu schaffen und allen Anforderungen zu genügen. Es gibt kaum Raum für die kleinen oder größeren Zipperlein und Kümmernisse. Deshalb werden sie nicht beachtet und einfach »weggesteckt«. Dieses Unwohlsein, das Ruhebedürfnis, die Nervosität und all die Gefühle, die in uns leben wollen, die wir aber gerade nicht brauchen können, werden gewissermaßen im Körper eingesperrt. Um sie unter Kontrolle zu halten, erschaffen wir einen »Körperpanzer« und verhärten uns.

IM SCHLAF GEBEN WIR DIE KONTROLLE AUF

Je mehr wir tagsüber wegstecken, desto mehr treibt es uns nachts um. Wir wälzen uns im Schlaf hin und her, knirschen mit den Zähnen, träumen intensiv und versuchen, den Tag zu verarbeiten. Die unterdrückten Gefühle fordern nun im Traum ihren Raum. So schlafen wir unruhig und fühlen uns oft am Morgen wie zerschlagen. Die Muskeln, die den ganzen Tag auf die Wirbelgelenke gedrückt haben, lassen nachts endlich los, die Gelenke atmen schmerzend auf. Auch die angespannten und verengten Gefäße weiten sich wieder, was zu Kopfschmerzen oder sogar Migräne führen kann. Die nachfolgende Übungspraxis wird Ihnen helfen, Ihrem Körper wieder die Spannkraft zu geben, die er braucht, um den Herausforderungen des Tages gelassen begegnen zu können und wirklich wach zu werden. Probieren Sie es aus! Sicher werden Sie die Morgenpraxis bald nicht mehr missen wollen.

Gemeinsam geht es besser

Um sich an eine morgendliche Übungspraxis zu gewöhnen, ist es sehr nützlich, sich mit einer Freundin oder einem Freund zu verabreden: Man ruft sich vor dem Üben kurz an und wünscht sich gegenseitig viel Spaß beim Yoga. Diese Strategie hat schon vielen geholfen.

Falls Sie niemanden finden, machen Sie eine klare Verabredung mit sich selbst mit nur dem einem Vorsatz: »Ich möchte mir selbst guttun!«

Morgenroutine 1

Sieben Übungen bringen Sie morgens sanft in Schwung und vertreiben Verspannungen insbesondere im Nacken und im Rücken. So kann der Tag optimal beginnen.

STRECKEN UND REKELN

1 Begrüßen Sie den Tag, indem Sie sich auf Ihrer Yogamatte erst mal dehnen und rekeln. Stellen Sie sich dabei vor, dass die nächtlichen Schatten einfach von Ihnen abfallen ...

2 Legen Sie sich auf den Rücken und achten Sie darauf, dass Sie ausreichend Platz um sich herum haben.

3 Strecken Sie die Arme nach hinten in der Verlängerung des Körpers aus, dehnen Sie sich über die Fersen weit in den Raum hinein und werden Sie ganz lang. (1)

4 Dann rekeln Sie sich wohlig wie eine Katze, die sich auf dem Rücken hin und her rollt. Lassen Sie Atem und Stimme frei und machen Sie alle Geräusche, die Ihnen beim Rekeln kommen.

5 Wenn Sie gähnen, öffnen Sie weit den Mund. Geben Sie mit jedem Gähnen Spannung und Müdigkeit ab.

6 Rekeln Sie sich, bis Sie merken, dass Sie genug haben, und spüren Sie noch einen Moment nach.

Wirkung

+ Kaum etwas löst besser Spannung, vertreibt Müdigkeit und stimmt Körper und Nervensystem auf kommende Aktivitäten ein als ausgiebiges Dehnen!

Tipp

Dehnen Sie sich, wann immer Sie im Laufe des Tages dazu eine Möglichkeit sehen, und seien Sie dabei so frei und ungehemmt wie möglich!

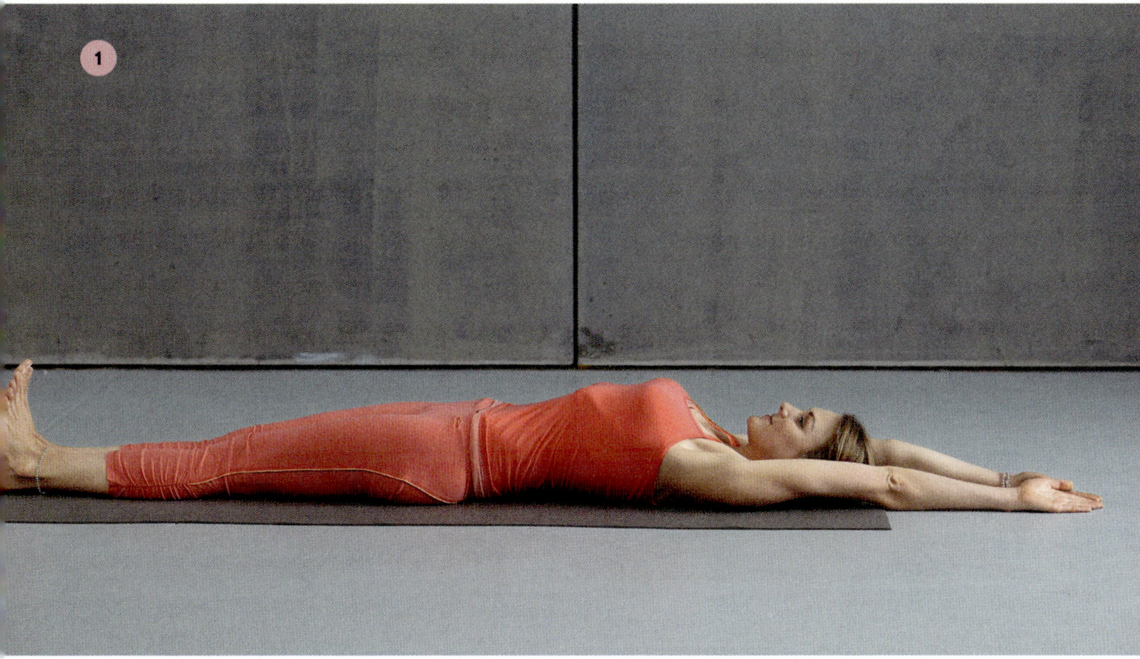
1

DIE SCHULTERBRÜCKE

1 Stellen Sie in der Rückenlage die Beine angebeugt auf. Achten Sie darauf, dass die Füße hüftgelenkbreit voneinander entfernt und parallel zueinander stehen, so nah am Gesäß, dass die Unterschenkel ungefähr senkrecht sind. Die Arme liegen lang neben dem Körper. (1)

2 Heben Sie einatmend das Becken und den Rücken und führen Sie gleichzeitig die Arme über oben nach hinten. Legen Sie sie, wenn möglich, auf dem Boden ab. Bewegen Sie die Arme, als würden Sie sich weiter dehnen und rekeln. So wird Ihr Atem weit und frei. (2)

Wirkung

+ Die Schulterbrücke dehnt sanft und effektiv die Wirbelsäule sowie die verkürzten und verspannten Nacken- und Schultermuskeln.
+ Sie regt Atmung und Kreislauf an.

Tipps

Wenn Sie Ihre Arme nicht gestreckt zum Boden bringen, dann beugen Sie sie leicht an oder legen Sie sie weiter auseinander. Achten Sie auch darauf, dass die beiden Großzehenballen in der Schulterbrücke einen festen und klaren Kontakt zum Boden bewahren.

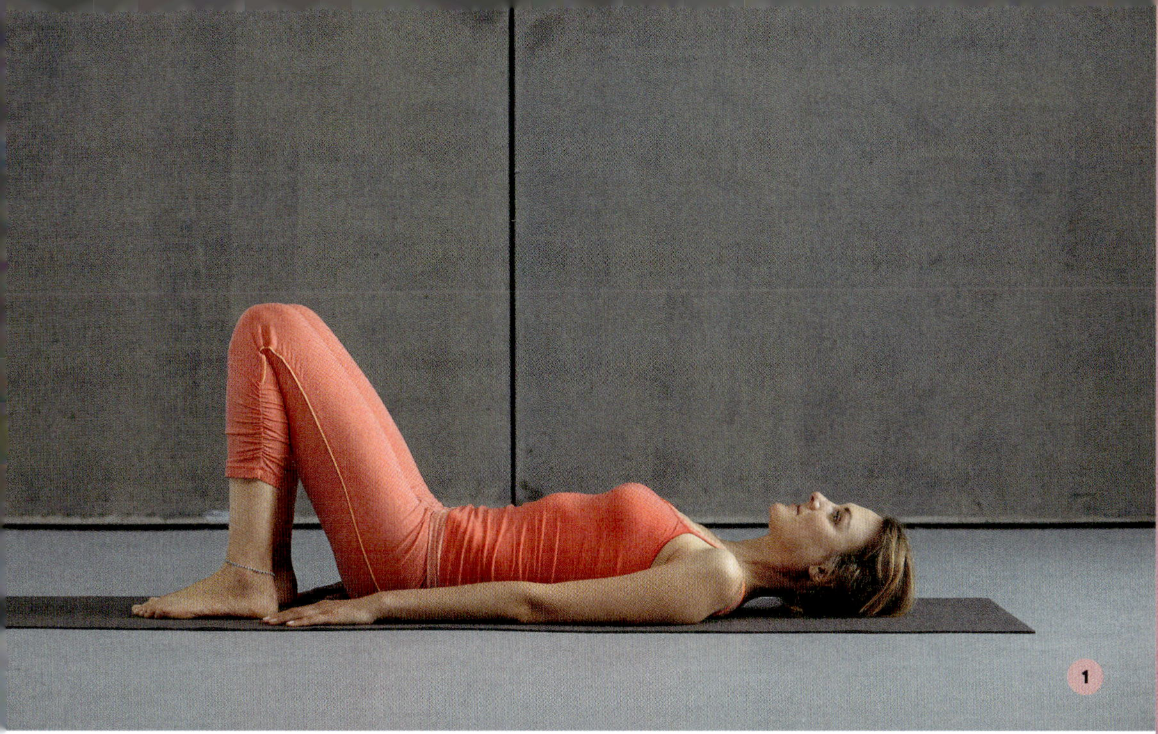

1

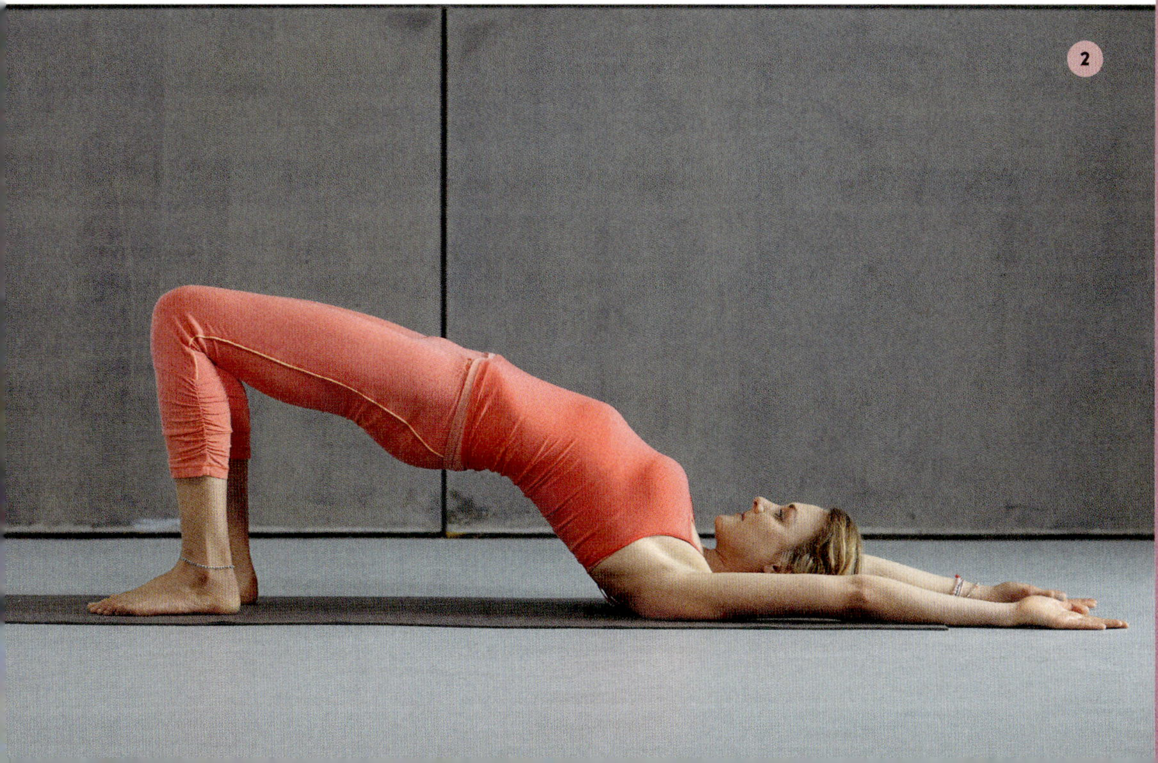

2

3 Dehnen Sie sich weit über die Fingerspitzen in den Raum hinter Ihnen. Bleiben Sie in dieser Dehnung, wenn Sie Rücken und Becken ausatmend langsam wieder zum Boden zurücklegen. (3)

4 Atmen Sie ein und dehnen Sie sich – wenn es Ihnen angenehm ist – noch ein bisschen mehr nach hinten.

5 Führen Sie ausatmend die – noch immer gedehnten – Arme zurück neben den Körper, sodass sie sich wieder in der Ausgangsposition befinden. (4)

6 Wiederholen Sie diesen kleinen Bewegungsablauf im Rhythmus Ihres Atems so oft, wie Sie möchten und Zeit haben.

7 Beobachten Sie, wie Nacken und Wirbelsäule sanft und doch nachdrücklich gedehnt werden, wenn Sie beim Ablegen die Arme in die Gegenrichtung ziehen. Schmerzen und Anspannung lösen sich auf.

8 Spüren Sie anschließend nach und rollen Sie Ihren Kopf einige Male sanft nach links und nach rechts.

Tipps

Asanas, die – wie hier die Schulterbrücke – dynamisch geübt werden, und auch kleine Bewegungabläufe, wie der für den Rücken *(Seite 34)*, eignen sich sehr gut, um die Verbindung von Atem und Bewegung einzuüben. Wenn wir in dieser Weise üben, unterstützt der Atem die Bewegung und die Bewegung den Atem, sodass beide voneinander profitieren. In aller Regel führt dabei der Atem die Bewegung, was bedeutet, dass die Bewegung genauso lange dauert wie das Ein- beziehungsweise das Ausatmen. Hier im Fall der Schulterbrücke heißt das: Genau in dem Moment, in dem die Einatmung endet, haben Sie Ihr Becken gehoben und die Arme hinter dem Kopf abgelegt, und genau in dem Moment, in dem die Ausatmung endet, haben Sie Ihr Becken nach unten gebracht und die Arme wieder neben den Körper gelegt. Diese Synchronisation von Atem und Bewegung schenkt dem Geist Sammlung und Ruhe.

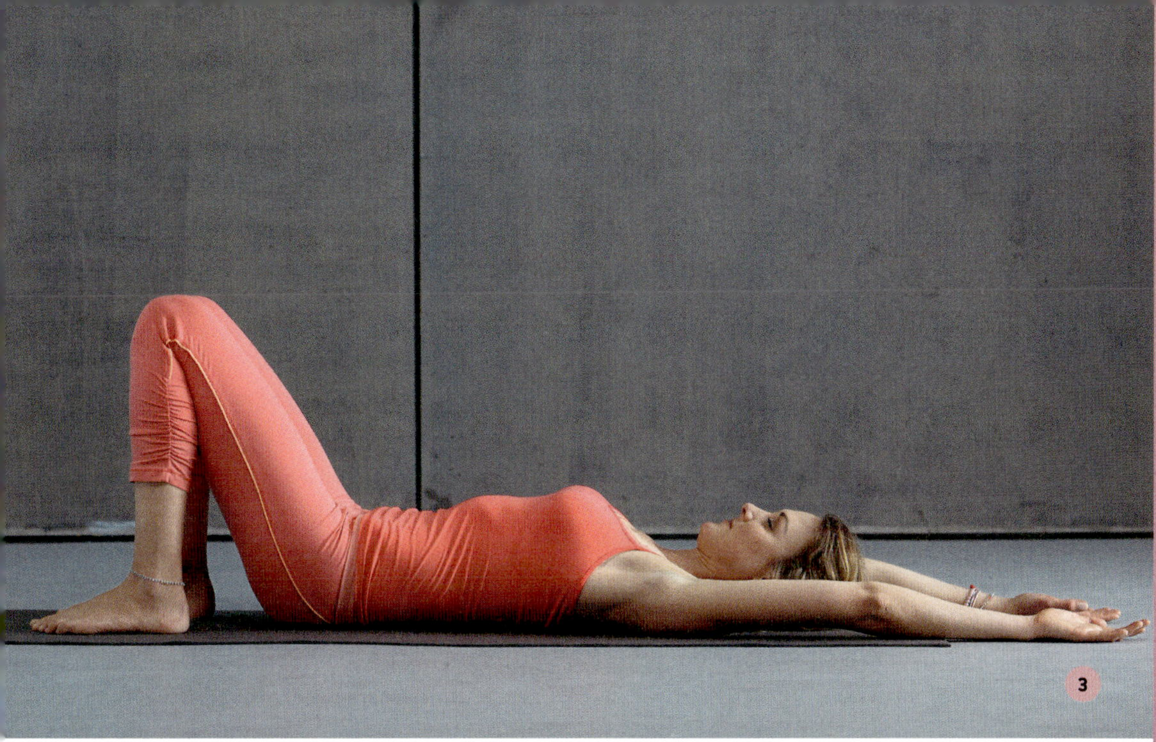

3

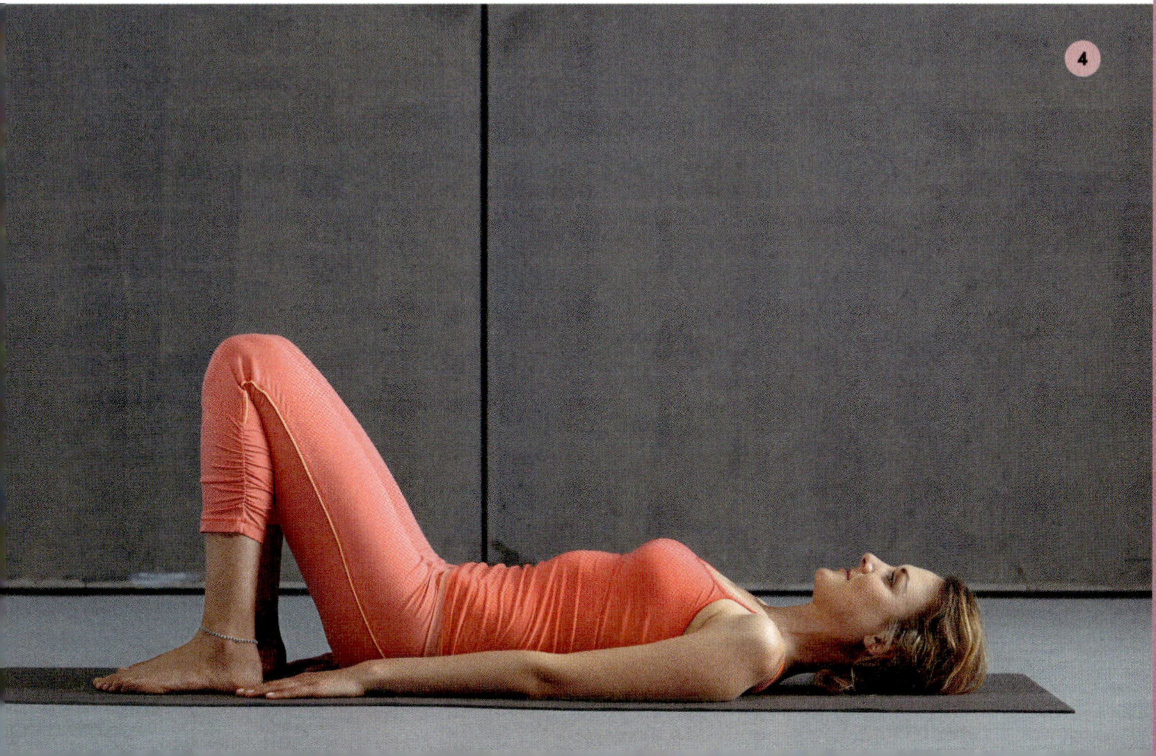

4

DEN NACKEN ENTSPANNEN

1 Kommen Sie in einen bequemen und aufrechten Sitz Ihrer Wahl. Werden Sie sich Ihrer senkrechten Körperachse bewusst und wachsen Sie aus ihr heraus nach oben.
2 Lassen Sie den Kopf ausatmend nach vorn und unten sinken. Entspannen Sie sich in die Dehnung. (1)
3 Heben Sie einatmend behutsam den Kopf und lassen Sie ihn sacht in den Nacken sinken. Öffnen Sie den Mund ein wenig. (2)
4 Fahren Sie damit einige Male im Rhythmus Ihres Atems fort. Halten Sie die Brust ganz ruhig, damit Sie wirklich den Nacken – und nicht die Brustwirbelsäule – dehnen.
5 Lassen Sie nun den Kopf in der Vorbeuge und bewegen Sie ihn wie ein Pendel vorsichtig einige Male nach links und rechts. Entspannen Sie sich mehr und mehr in die Dehnung. Wenn ein Stöhnen das Loslassen unterstützt, lassen Sie ihm freien Lauf. (3)
6 Lassen Sie den Kopf wieder zur Ruhe kommen. Richten Sie ihn behutsam auf und spüren Sie einen Augenblick in der neutralen Position nach.

Wirkung

+ Die Übung dehnt die verkürzte und verkrampfte Nackenmuskulatur bis in den oberen Rücken.
+ Sie verbessert die Durchblutung des Nackens und mobilisiert die Halswirbelsäule.
+ Der Bewegungsablauf entspannt Kehlraum und Mundboden.

Tipp

Es ist möglich, dass die Dehnung zuerst etwas schmerzt. Entspannen Sie sich ruhig atmend in diesen Dehnungsschmerz hinein.

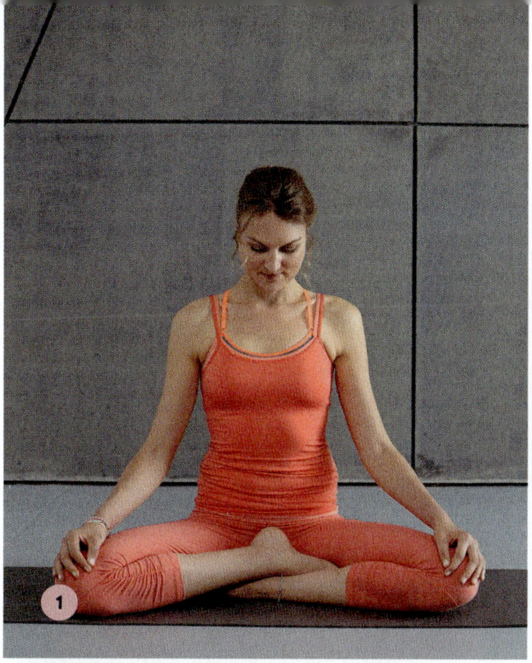
1

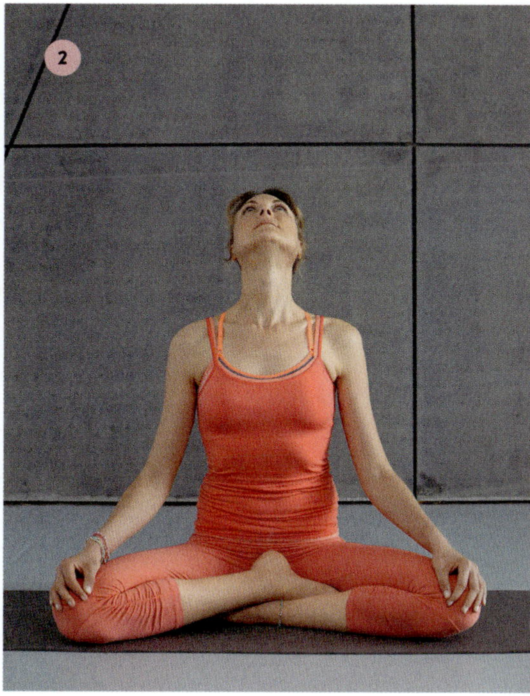
2

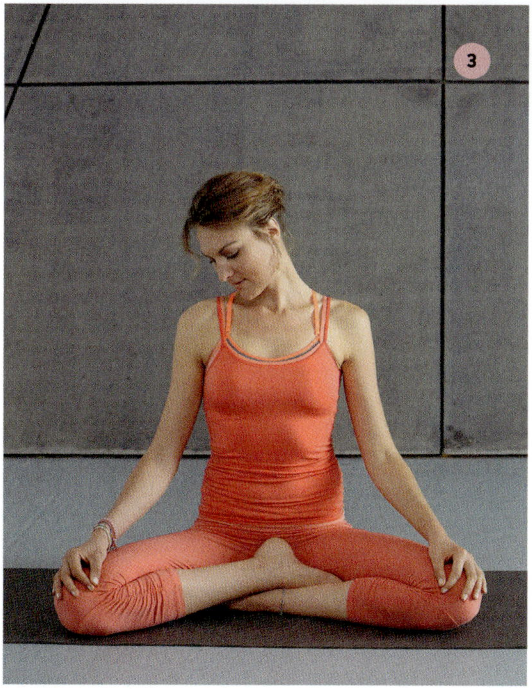
3

BIS IN DIE SCHULTERN HINEIN DEHNEN

1. Wenden Sie im Sitzen den Kopf so weit es geht zur Seite, ohne dass sich Schultergürtel oder Brustkorb mitdrehen (um etwa 60 Grad). (1)
2. Führen Sie den Kopf zur Mitte zurück und drehen Sie ihn zur anderen Seite. (2)
3. Zu welcher Seite geht es leichter?
4. Probieren Sie auch einmal aus, welche Atembewegung Ihnen beim Wenden des Kopfes leichter fällt: das Einatmen oder das Ausatmen.
5. Fahren Sie im Rhythmus Ihres Atems fort und beobachten Sie, wie sich dabei die Spannung mehr und mehr löst, die an den Seiten des Nackens bis hinein in die Schultern zieht.
6. Lassen Sie dann den Kopf in der Mitte ruhen und spüren Sie nach.

Wirkung

+ Die Übung dehnt die verhärtete Muskulatur an den Seiten des Nackens bis in die Schultern hinein.
+ Sie entlastet die Halswirbelsäule.
+ Sie verbessert die Durchblutung des ganzen Halses.
+ Sehr gut gegen Spannungskopfschmerzen.

Tipp

Wenn Sie feststellen, dass Sie den Kopf zu einer Seite nicht weit drehen können, oder es treten beim Drehen Schmerzen auf, dann sollten Sie abklären lassen, ob nicht ein Halswirbel verrutscht ist. Das passiert schnell, etwa wenn man stolpert, und lässt sich chiropraktisch gut wieder einrichten.

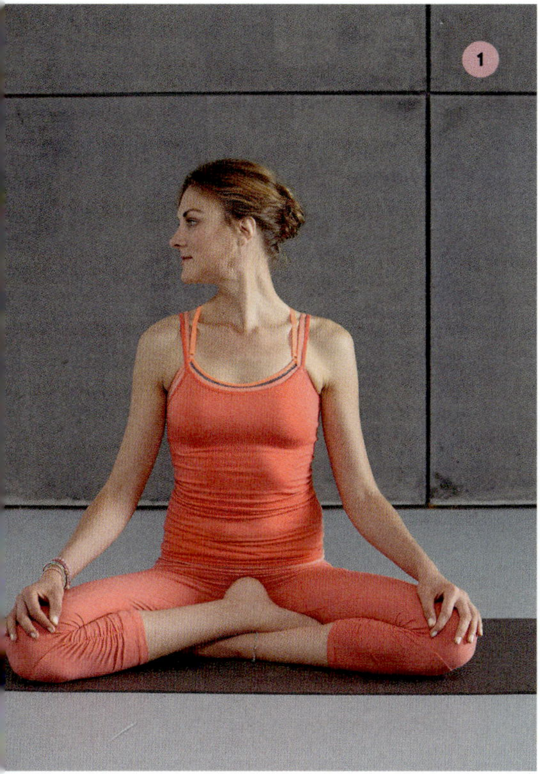
1

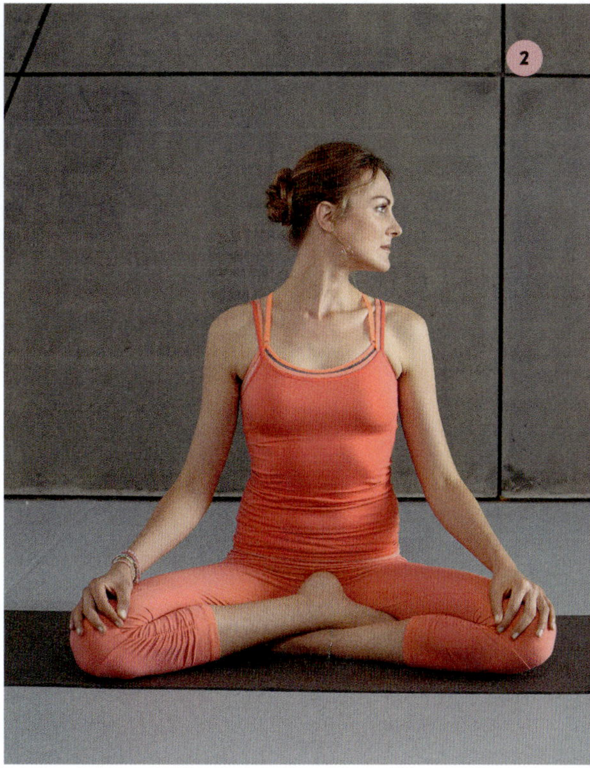
2

DIE KATZENDEHNUNG

1. Bewegen Sie sich wohlig wie eine Katze, die sich nach dem Schlaf aufrichtet und dehnt …
2. Kommen Sie in den Vierfüßlerstand. Stellen Sie Ihre Knie direkt unter die Hüftgelenke und die Handgelenke direkt unter die Schultergelenke.
3. Senken Sie ausatmend den Kopf, bis Sie eine deutliche Dehnung im Nacken und oberen Rücken spüren. Runden Sie – noch immer ausatmend – den Rücken nach oben in einen Katzenbuckel, besonders im unteren Rücken. (1)
4. Ziehen Sie am Ende der Ausatmung den Bauch intensiv nach oben zur Wirbelsäule und stellen Sie sich zugleich vor, dass Sie Ihren Katzenschwanz (also das Steißbein) zwischen die Beine ziehen, sodass sich das Becken ganz einrollt.
5. Heben Sie einatmend das Becken (»stellen Sie den Katzenschwanz auf«), lassen Sie die Wirbelsäule nach unten sinken in eine tiefe Wölbung und heben Sie behutsam den Kopf. Der Nacken bleibt lang. (2)
6. Streben Sie mit dem Brustbein weit nach vorn und oben und mit den Schultern nach hinten und unten.
7. Fahren Sie mit dieser Bewegung im Rhythmus Ihres Atems fort: Ausatmend gehen Sie in den Katzenbuckel, einatmend in die Gegenhaltung. Lassen Sie eine fließende Bewegung entstehen. Versuchen Sie, mit Ihrer Wahrnehmung und der Bewegung zunehmend jeden Wirbel einzeln anzusteuern und wirklich einen nach dem anderen zu bewegen.
8. Spüren Sie anschließend in einem Sitz Ihrer Wahl nach.

Wirkung

+ Die Katzendehnung aktiviert die gesamte Wirbelsäule und entspannt verkürzte Rücken- und Nackenmuskeln.
+ Sie regt die Verdauung an durch das Baucheinziehen sowie durch die vertiefte Atmung.

Tipps

Wenn Sie Mühe haben, dann stützen Sie sich auf den Unterarmen ab. Bei druckempfindlichen Knien oder Fußrücken legen Sie sich eine zusammengefaltete Decke unter die Beine.

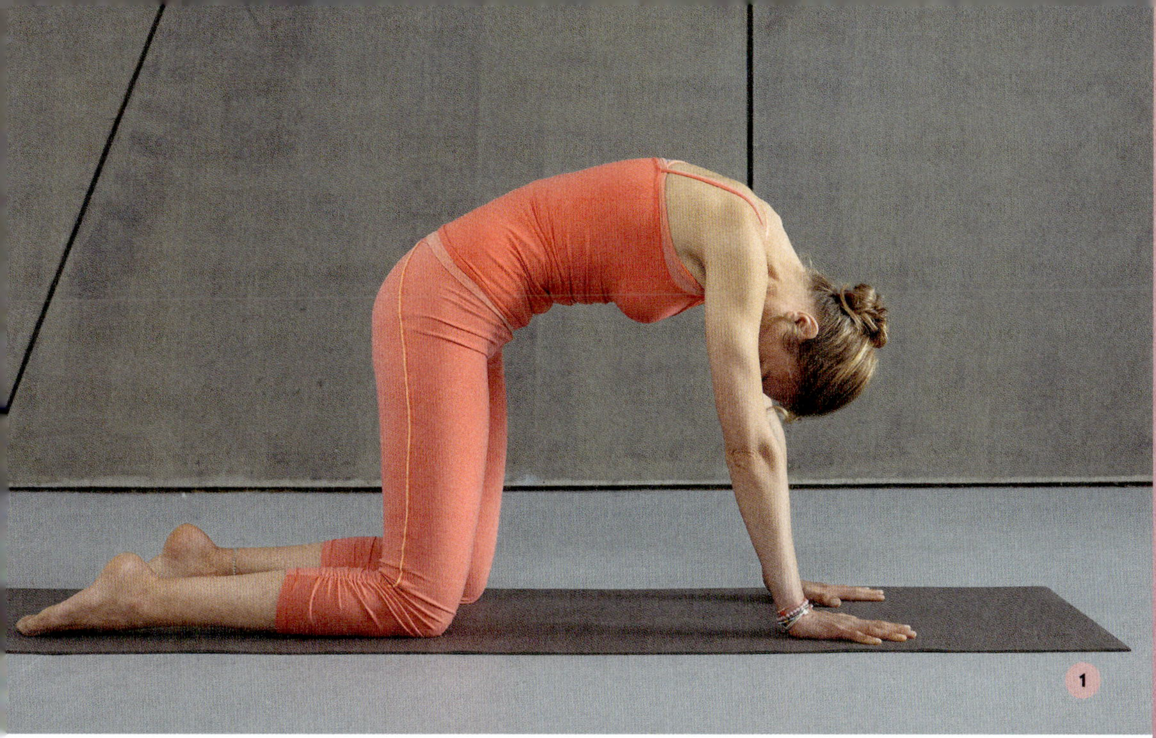
1

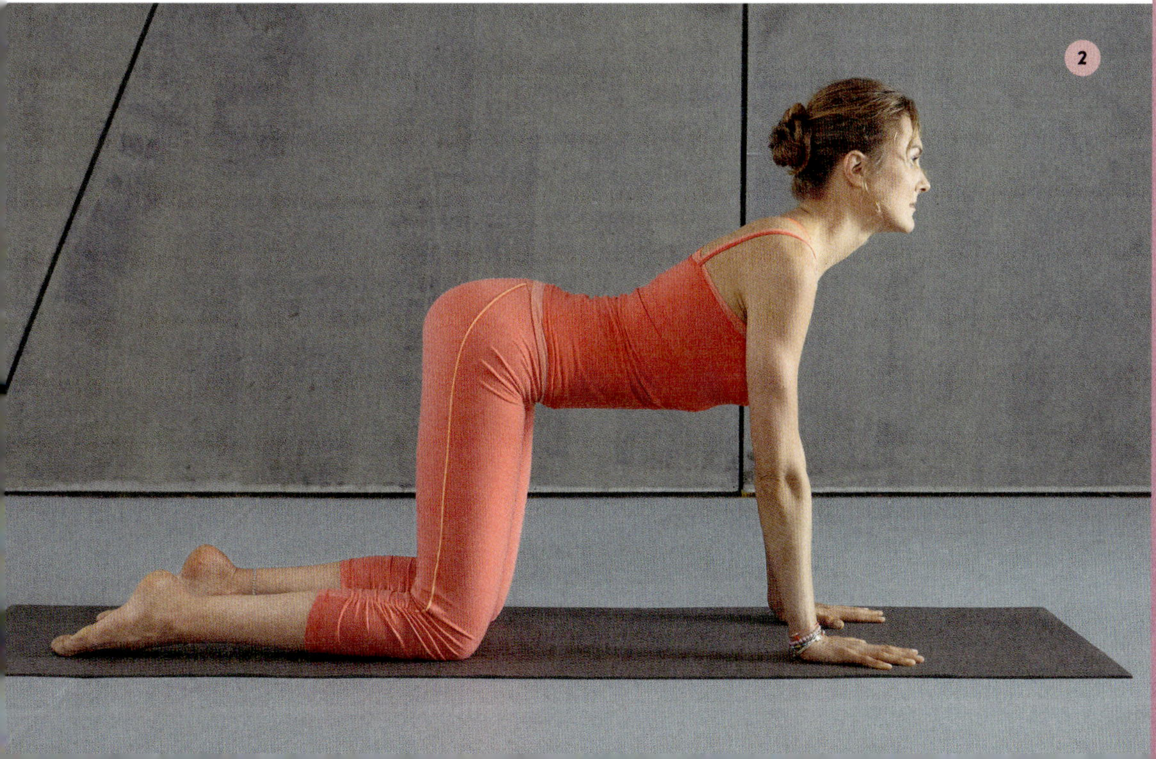
2

BEWEGUNGSABLAUF FÜR DEN RÜCKEN

1 Kommen Sie in den Fersensitz. Stellen Sie die Hände vor den Knien auf und heben Sie den Brustkorb weit nach vorn und oben. Legen Sie dann den Bauch auf die Oberschenkel und den Kopf auf den Boden. Strecken Sie die Arme weit nach vorn. Atmen Sie aus. (1)

2 Strecken Sie einatmend die obere Wirbelsäule. Heben Sie den Brustkorb und den Kopf mit langem Nacken. (2)

3 Kommen Sie ausatmend hoch in den Vierfüßlerstand und machen Sie einen Katzenbuckel. (3)

Wirkung

+ Der Bewegungsablauf aktiviert die Gelenke Ihrer Wirbelsäule, der Schultern, Hände, Hüften, Zehen und Knie.
+ Wenn Sie das Tempo etwas erhöhen, wird außerdem Ihr Atem intensiv angeregt und Sie werden sich hinterher wach, warm und durchströmt fühlen.

Tipps

Wenn Sie sich morgens sehr steif fühlen oder der Rücken richtig schmerzt, dann bewegen Sie sich zuerst ganz langsam und vorsichtig – aber bewegen Sie sich! Dasselbe gilt für steife oder schmerzende Knie.

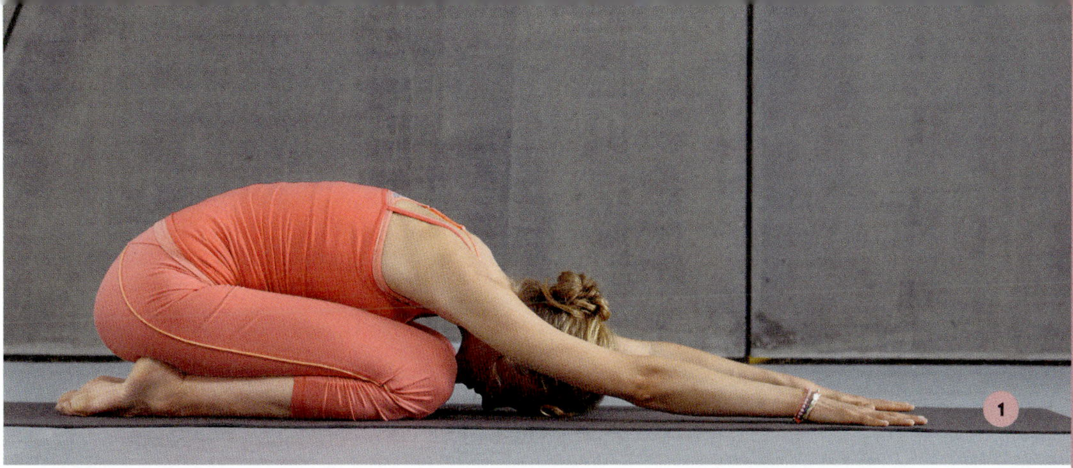
1

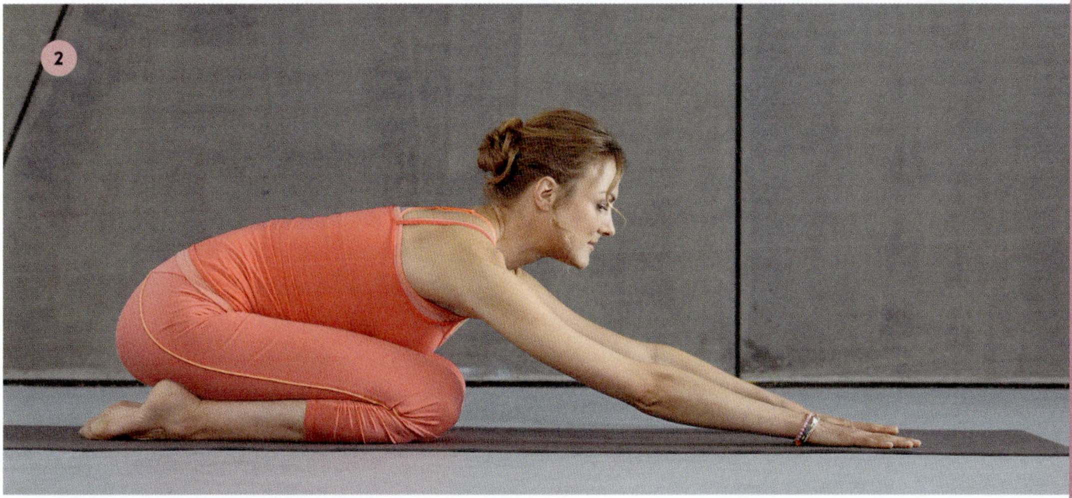
2

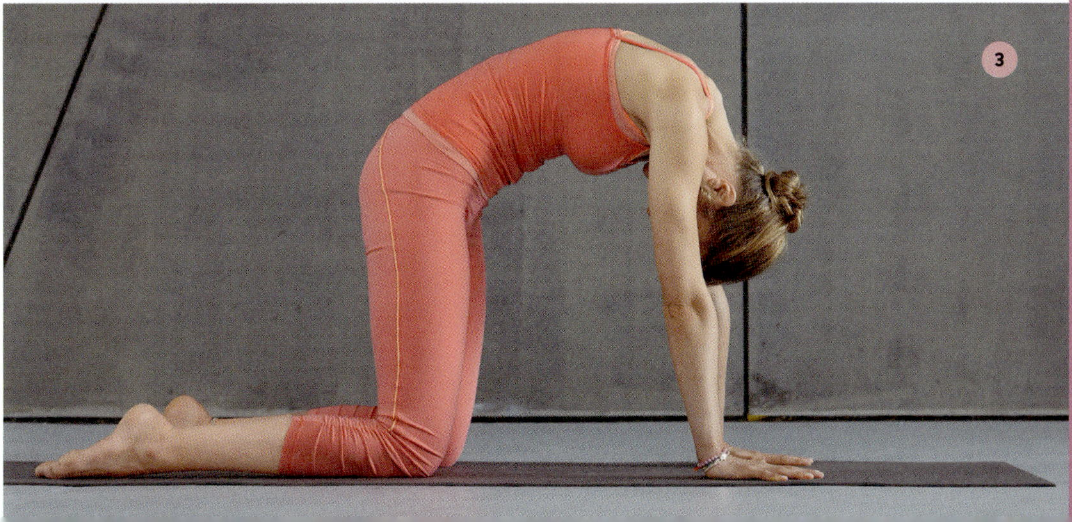
3

4 Heben Sie einatmend Becken, Brustkorb und Kopf, sodass der mittlere Rücken nach unten sinkt und Sie weit im Brustraum werden. Stellen Sie die Zehen auf. (4)

5 Schieben Sie sich ausatmend nach hinten und oben in die Haltung des Hundes. Lassen Sie die Knie eventuell etwas angebeugt, damit der Rücken lang werden kann. (5)

6 Bringen Sie die Knie behutsam zurück zum Boden und legen Sie die Fußrücken auf. Heben Sie den Brustkorb und atmen Sie ein. (6)

7 Lassen Sie ausatmend das Gesäß zu den Fersen und die Stirn zum Boden sinken und kommen Sie so wieder zurück in die Ausgangshaltung.

8 Wiederholen Sie diesen Bewegungsablauf einige Male.

Tipps

Bei empfindlichen Schultern gehen Sie immer nur so weit in die Dehnung des Hundes, wie Sie sich wohlfühlen. Lassen Sie Ihren Atem ruhig weiterströmen, bis Ihnen der Bewegungsablauf vertraut ist. Die Atemführung in der Anleitung ist lediglich ein Vorschlag. Finden Sie für sich heraus, wie Sie Atem und Bewegung am günstigsten verbinden können, sodass der Atem die Bewegung und die Bewegung den Atem unterstützt.
Üben Sie möglichst immer mit geöffneten Augen, denn dann können die Augen die Bewegung des Nackens – und damit der gesamten Wirbelsäule – führen. Schauen Sie jedes Mal, wenn Sie Ihren Rücken durchbiegen, weit nach vorn und oben, und jedes Mal, wenn Sie Ihren Rücken runden, in Richtung Nabel. Auf diese Weise werden Ihre Haltungen und Bewegungen noch viel harmonischer werden.

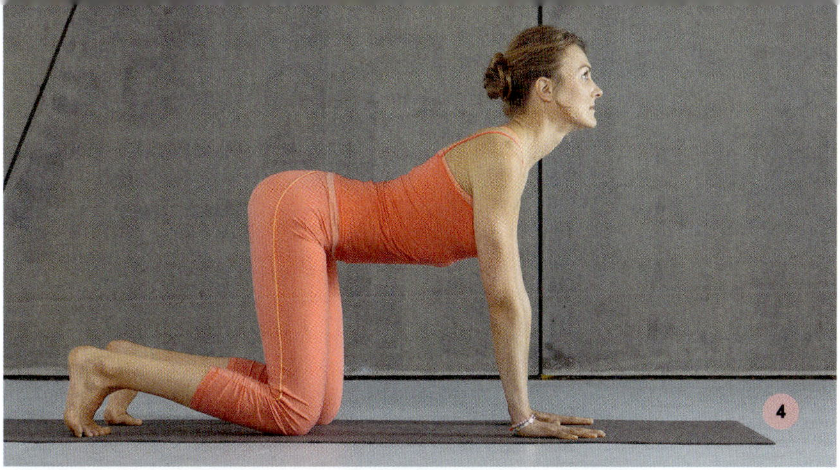
4

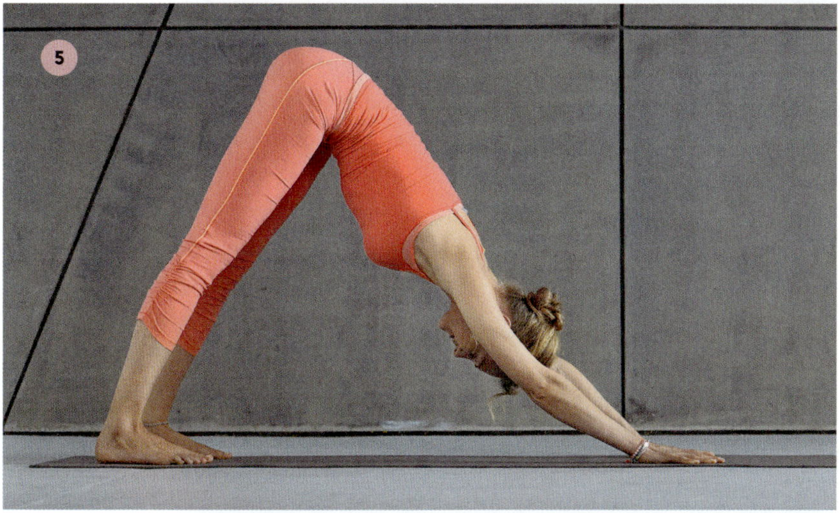
5

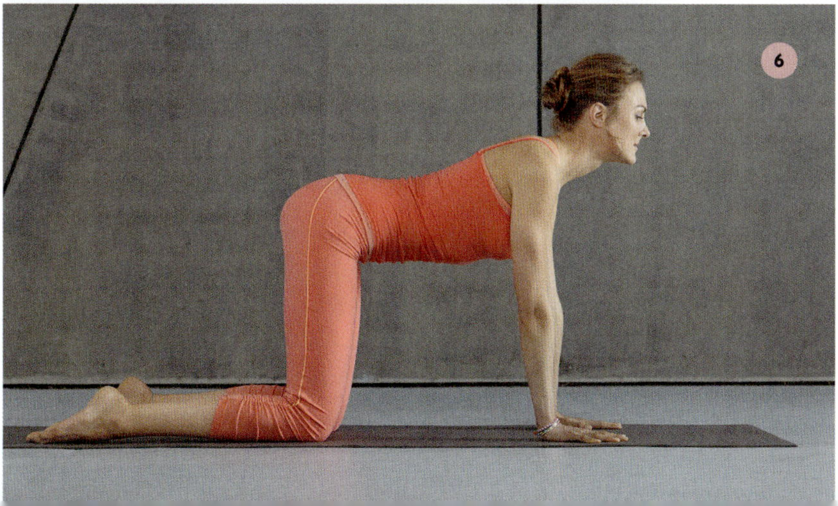
6

NACHSPÜREN

1 Kommen Sie in einen aufrechten und bequemen Sitz Ihrer Wahl und schließen Sie die Augen. (1)

2 Werden Sie sich bewusst, wie Sie sich jetzt - nach dem Üben - wahrnehmen. Wie haben sich die verschiedenen Bewegungen und Dehnungen auf Ihren Nacken und Rücken ausgewirkt? Sind sie besser durchblutet und weniger angespannt?

3 Prägen Sie sich alle positiven Wirkungen gut ein - auch wenn sie zu Beginn noch kaum wahrnehmbar sind. Damit helfen Sie Ihrer Motivation, wenn Sie eines kommenden Morgens in Ihrem Bett liegen und sich entscheiden sollen, ob Sie jetzt aufstehen, um zu üben, oder sich noch mal für eine Viertelstunde umdrehen. Je besser sich Ihr Körper merken kann, dass das Üben guttut, desto leichter fällt das Aufstehen. Und je regelmäßiger Sie üben, desto nachhaltiger die Wirkung.

Wirkung

+ Indem Sie nachspüren, verbinden Sie sich bewusst mit den Wirkungen der Übungen und lernen zu beobachten, was sie Ihnen Gutes tun.

Tipps

Im Nachspüren entfalten sich nicht nur die Wirkungen Ihres Übens, sondern in dieser Ruhephase können Sie auch spüren, ob Sie angemessen geübt und geatmet haben.
Das Nachspüren ermöglicht Ihnen außerdem, immer wieder kleine Ruhepausen in Ihre Übungspraxis einzubauen. Diese Pausen helfen Ihnen, zu sich zu kommen und Ihr Nervensystem auszugleichen. Dadurch vermögen solche Momente der Einkehr wirkungsvoll Stress entgegenzusteuern.

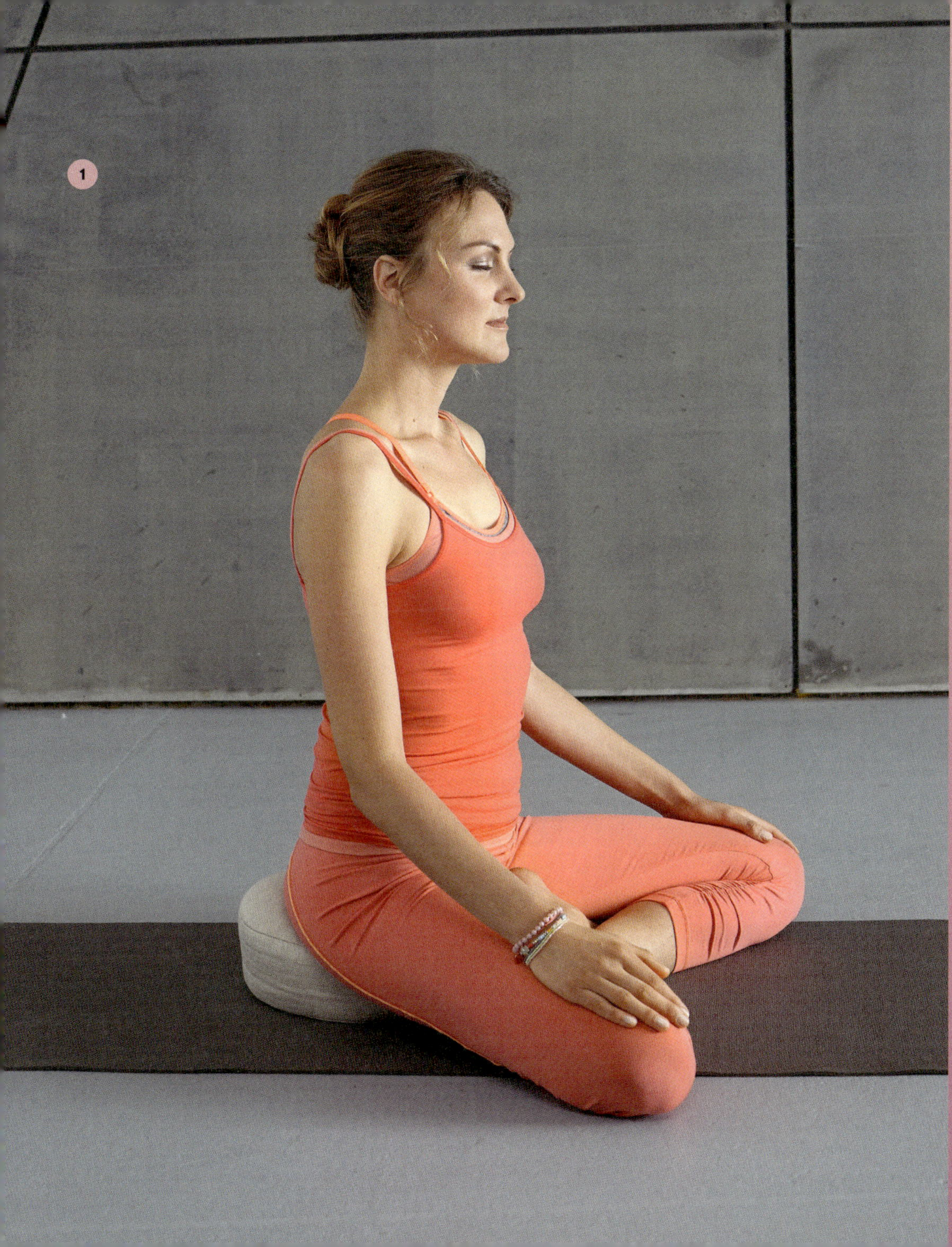
1

Schwungvoll loslegen

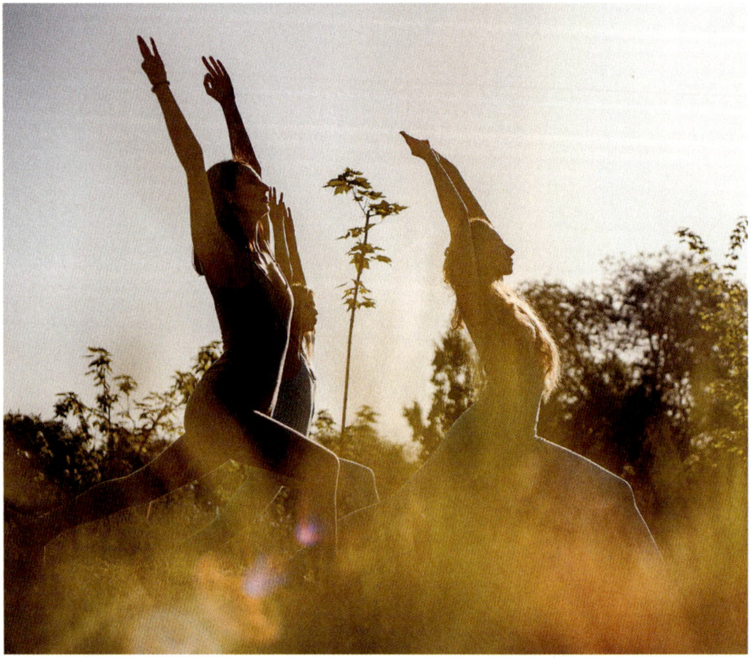

Es gibt vielerlei Gründe, weshalb man am Morgen nicht so richtig in die Gänge kommt. Manche Menschen sind einfach eher der »Konstitutionstyp Eule«: Morgens sind sie müde und spätabends noch munter. Andere haben Schlafprobleme aus den unterschiedlichsten Gründen und kommen morgens kaum

hoch. Oder sie müssen wegen ihres Berufs oder wegen der Kinder in aller Frühe raus – entgegen ihrem eigentlichen Bedürfnis.
Wenn Sie wissen, dass Sie nicht gerade zu den »Lerchen« zählen, kommt es wahrscheinlich immer wieder vor, dass Sie sich den halben Tag damit herumquälen, endlich wach zu werden und voll da zu sein. In einem solchen Zustand können Kaffee oder Tee nur sehr bedingt helfen, denn das Einzige, was solche Muntermacher wirklich bewirken, ist ein leichtes Anheben des Kreislaufs durch die heiße Flüssigkeit!

Bewegung schlägt Kaffee um Längen

Viel wirksamer für den Kreislauf ist Bewegung. Sie regt Atmung und Durchblutung an und polt unseren gesamten Organismus auf Aktivität um. Kraftvolle und dynamische Bewegungen wirken direkt stimulierend auf das Nervensystem und damit auf Herz und Kreislauf. Diese Anregung hält deutlich länger vor.
Regelmäßiges In-Schwung-Bringen führt außerdem dazu, dass sich der Kreislauf stabilisiert, sodass Sie es morgens einfach leichter haben. Sie müssen sich nur überwinden, noch ein wenig früher aufzustehen. Aber bedenken Sie: Machen die 20 Minuten wirklich so viel aus? Versuchen Sie es doch mal!

Obwohl Bewegung natürlich unverzichtbar für unser Wohlbefinden ist, gibt es etwas, das noch wirkungsvoller ist: wenn wir uns etwas vornehmen – und es dann auch wirklich umsetzen!

LIEBER AKTIV WERDEN

Mehr als jeder (passive) Kaffeegenuss wird Ihre (aktive) Yogapraxis Ihre Stimmung heben und Sie mit Zufriedenheit und Freude erfüllen und mit dem angenehmen Gefühl, sich etwas Gutes getan zu haben!
Diese Gefühle werden Sie dann durch den ganzen Tag begleiten und mit der Zeit die Überzeugung in Ihnen wachsen lassen, dass Sie es selbst in der Hand haben, wie Sie Ihren Tag beginnen wollen …

Geringer Aufwand, große Wirkung

Sie brauchen für alle Übungen der Morgenroutine 2 eine rutschfeste Matte und eventuell ein flaches Kissen für die Knie *(Seite 14)*. Sie können Ihren Yogaplatz recht schlicht halten oder zu einer gemütlichen Oase mit Gegenständen machen, die Ihnen etwas bedeuten und schon beim bloßen Anblick guttun.

Morgenroutine 2

Mit diesen Übungen werden selbst die größten Morgenmuffel wach und fit für den Tag. Das etwas frühere Aufstehen lohnt sich unbedingt.

STRECKEN UND REKELN IM STAND

1 Stellen Sie sich aufrecht und entspannt auf Ihre rutschfeste Matte. Die Füße stehen parallel zueinander und hüftgelenkbreit voneinander entfernt.

2 Heben Sie beide Arme in die Waagerechte und schieben Sie sie etwas nach hinten, bevor Sie sie in die Senkrechte heben.

3 Drücken Sie kräftig mit den Fersen gegen den Boden und dehnen Sie sich von der Körpermitte ausgehend weit nach oben.

4 Rekeln Sie sich auch zu den Seiten und drehen Sie Ihren Rumpf. Machen Sie dazu alle Geräusche, die Ihnen einfallen. (1)

5 Wenn Sie gähnen müssen, reißen Sie den Mund ganz weit auf. Gähnen Sie wie ein Tiger oder ein Löwe.

6 Wenn Sie es angenehm finden, sich auch in der Vorbeuge zu dehnen, dann neigen Sie sich langsam vor. Lassen Sie Ihre Knie leicht angewinkelt, um den unteren Rücken zu entlasten.

7 Wenn Sie mögen, schütteln Sie sich am Ende des Dehnens im Stand kurz durch oder hüpfen Sie einige Male auf der Stelle. Lassen Sie dabei ganz bewusst alle Last und Müdigkeit der Nacht einfach von sich abfallen.

Wirkung

+ Diese Übung macht wach und stimmt den Organismus darauf ein, dass die Zeit des Ruhens vorbei und jetzt wieder Aktivität angesagt ist.

Tipps

Wenn Ihnen beim Dehnen im Stand manchmal plötzlich schwindlig wird, dann achten Sie darauf, nicht zu schnell aufzustehen – Ihr Kreislauf kommt nämlich nicht ganz mit, und das bewirkt den Schwindel. Vergessen Sie während des Dehnens auch das Atmen nicht.

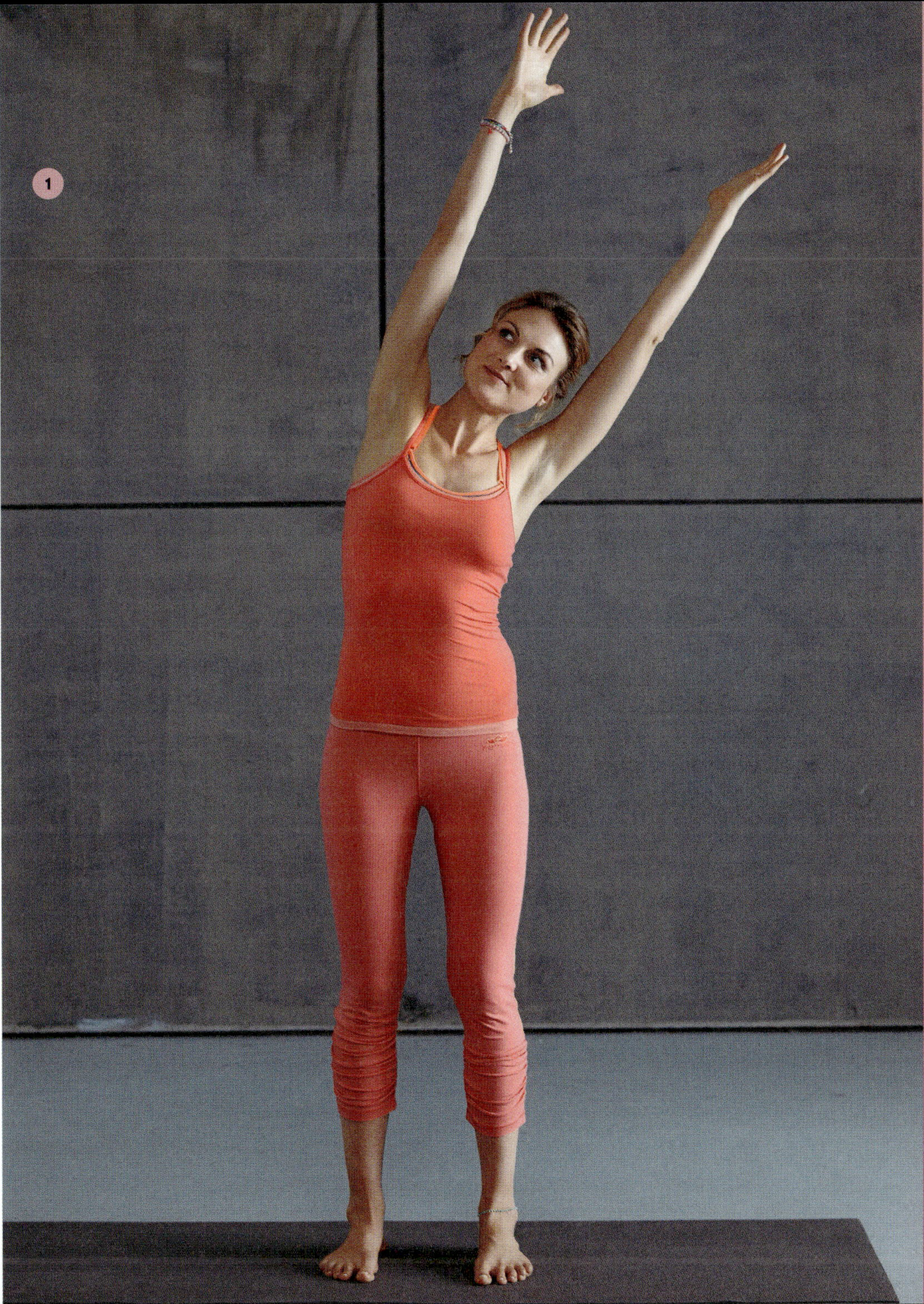
1

RÜCKENKRAULEN

1. Achten Sie darauf, dass Sie um sich herum ausreichend Platz für die Arme haben.
2. Heben Sie den rechten Arm in die Senkrechte und dehnen Sie sich über die Fingerspitzen weit nach oben. Über die Fingerspitzen der linken Hand dehnen Sie sich gleichzeitig nach unten.
3. Bringen Sie den rechten Arm gedehnt über hinten nach unten und den linken Arm gedehnt über vorn nach oben. (1)
4. Fahren Sie fort mit dieser Bewegung, die an das Rückenkraulen erinnert. Beginnen Sie langsam und werden Sie allmählich immer schneller. Achten Sie darauf, dass Ihr Brustkorb mit in die Bewegung geht, das Becken jedoch eher still bleibt. Beobachten Sie, wie sich Ihr Atem vertieft.
5. Spüren Sie anschließend noch eine Weile im Stand nach.

Wirkung

+ Das Rückenkraulen bringt Bewegung und Leben in den Brustraum, den Schultergürtel und die Arme.
+ Es regt intensiv die Atmung und den Kreislauf an, erwärmt und belebt nachhaltig.
+ Durch die Drehbewegung wird der Brustkorb langfristig flexibler, sodass sich das Atemvolumen anhaltend verbessern kann.

Tipps

Achten Sie darauf, dass Ihre Füße ganz fest auf dem Boden verankert bleiben. Üben Sie deswegen am besten barfuß auf einer rutschfesten Matte. Bewegungen wie das Rückenkraulen verleihen unserem Atem Raum und Weite. Durch das Weitwerden des Brustkorbs wird auch das elastische Lungengewebe aufgedehnt, denn es ist über das Lungenfell und das Rippenfell mit der Innenseite der Rippen verbunden. Je mehr Atemraum wir schaffen, desto tiefer können wir auf natürliche Weise durchatmen.

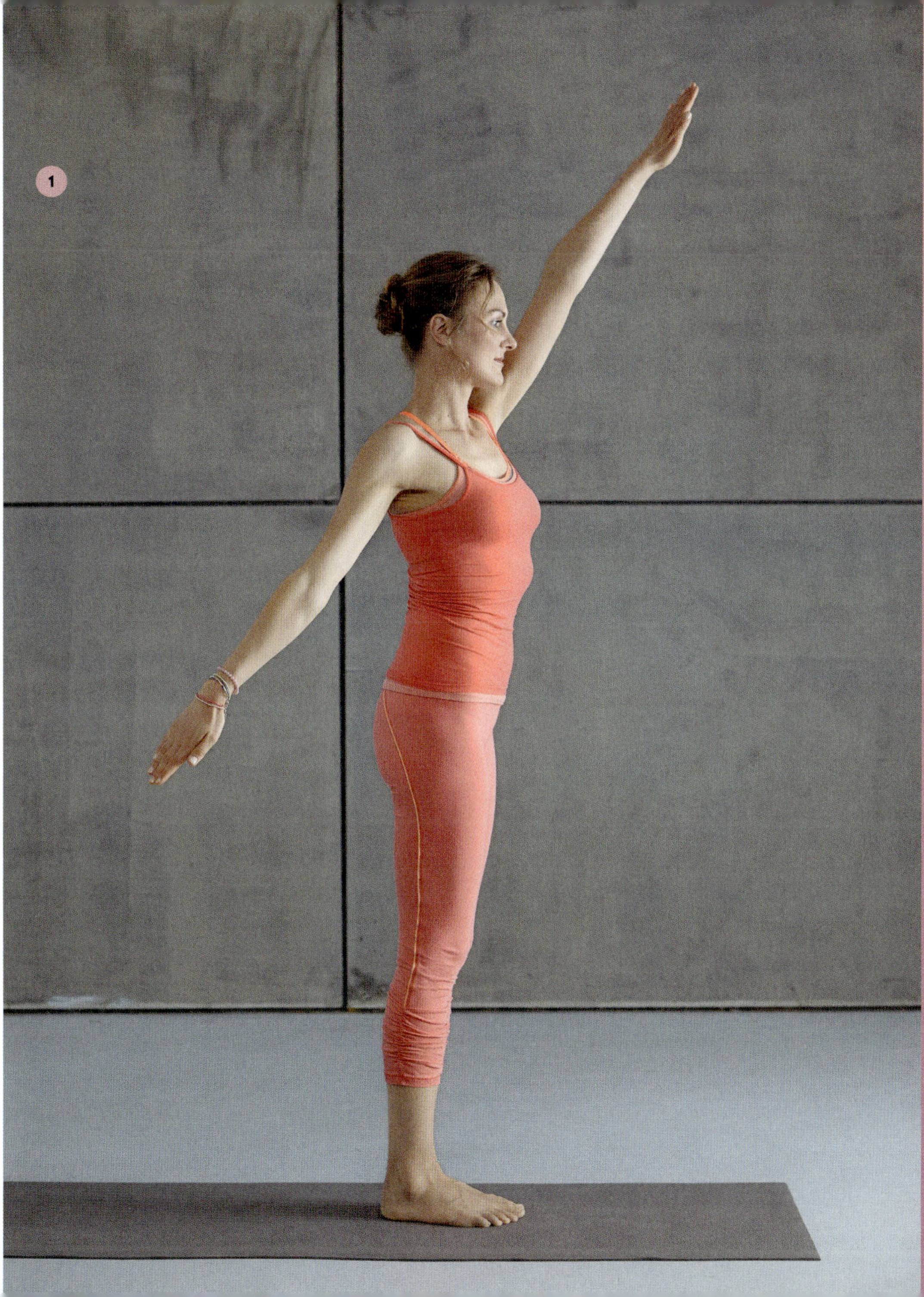
1

Atemtypen

Wir alle sind unterschiedlich und tun gut daran, unserem Typ zu folgen. Schaut man einer Gruppe beim Yogaüben zu, dann wird schnell deutlich, dass Menschen sich unterschiedlich bewegen.

Insbesondere beim gleich folgenden Sonnengruß wird es deutlich: Etwa die Hälfte der Übenden wird sich sichtbar gern vom Brustkorb aus strecken und dehnen, das Kinn etwas heben und die Beine ganz durchstrecken. Die andere Hälfte zieht es dagegen deutlich vor, das Becken zu bewegen, ein bisschen ins Hohlkreuz zu gehen, Arme und Beine immer leicht gebeugt zu lassen und das Kinn eher zu senken. Prüfen Sie gern einmal, wie Sie es handhaben.

DER EINFLUSS VON SONNE UND MOND

Der Unterschied beruht auf einem schon im altindischen Yoga bekannten Phänomen, dem Einfluss von Sonne und Mond auf unseren Körper. Deren physikalische Kräfte beeinflussen alles Wasser auf der Erde. Unser Körper ist ihnen besonders bei der Geburt ausgesetzt, da er zu diesem Zeitpunkt zu über 90 Prozent aus Wasser besteht.

DER LUNARE ATEMTYP

Der Mond übt eine große dehnende Kraft aus, stark genug, regelrechte »Wasserberge« aus den Ozeanen herauszuziehen. Ist der Einfluss des Mondes bei der Geburt groß, wirkt diese dehnende Kraft auf den formbarsten Körperteil des Säuglings: den Brustkorb. So wird prinzipiell die Einatmung verstärkt und zur führenden Kraft. Die Ausatmung dagegen wird bei diesen Menschen zur passiven und lösenden Kraft. Es entsteht der einatem-betonte oder lunare Atemtyp.

Yoga lehrt uns auch, dass wir mit allem um uns her verbunden sind.

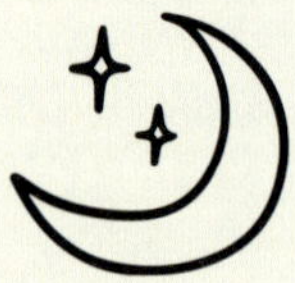

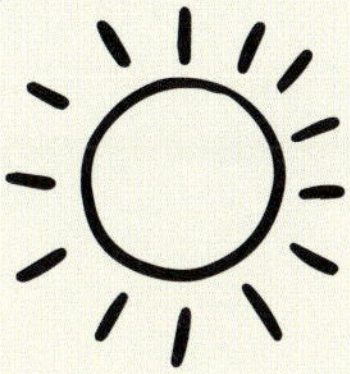

DER SOLARE ATEMTYP

Zu den Zeiten, in denen die Mondkraft abnimmt, überwiegt die zusammenziehende, zentrierende Kraft der Sonne, die bewirkt, dass sich Wasser verdichtet und verdampft. Wenn diese Kraft auf den Brustkorb des Säuglings wirkt, wird dadurch die Ausatmung gefördert und zur führenden Kraft. Die Einatmung dagegen wird als passiv und lösend erfahren. Es entsteht der ausatembetonte oder solare Atemtyp.

WIRKUNG AUF DIE KÖRPERGEWEBE

Diese Prägung wirkt ein Leben lang und gestaltet die Räume des Körpers. Beim lunaren Atemtyp entstehen dadurch Dehnungsräume im Brustbereich, in Armen und Beinen – und stabilisierende Verengungsräume im Becken und im Nacken. Genau umgekehrt zeigen sich beim solaren Atemtyp Brustbereich, Arme und Beine als Verengungsraum (weswegen sie auch nicht gern gedehnt werden) – und das Becken und der Nacken als Dehnungsraum. Wenn wir gemäß dem eigenen Atemtyp üben, unterstützt der Atem uns dabei optimal. Probieren Sie aus, welche Übungsweise wirklich »die Ihre« ist. (Adresse für die Atemtypbestimmung siehe *Seite 119*.) Es gibt allerdings auch Zeiten, in denen sich die physikalischen Wirkkräfte von Mond und Sonne bedingt durch ihren Stand zueinander aufheben. Dann ist keine Kraft führend, und Sie müssen immer wieder ausprobieren, wie die Atmung für Sie stimmt.

Der Sonnengruß

Der Sonnengruß wird in den verschiedenen Yogatraditionen in vielen Varianten geübt. Diese Version ist das Richtige, wenn Sie morgens noch etwas steif sind. Noch ein paar Infos, bevor es losgeht.

DAS AKTIVIEREN DES BECKENBODENS

Im Sonnengruß und bei einigen anderen Übungen finden Sie den Hinweis, dass Sie die Muskeln des Beckenbodens oder die Schließmuskeln des Afters kontrahieren (zusammenziehen) sollen, zum Beispiel, wenn Sie im Stand die Arme heben und sich nach hinten beugen. Dies ist wichtig, denn mit einem aktiven Beckenboden vermeiden Sie unnötige Belastungen im unteren Rücken.
Der Beckenboden besteht aus verschiedenen Muskelschichten, die die untere Beckenöffnung verschließen. Die innerste Schicht des Beckenbodens bildet mit einigen anderen Muskeln eine Schale, die passgenau in den unteren Teil des knöchernen Beckens eingefügt ist. Um dieser »Muskelschale« zusätzlich Halt zu geben, liegen darunter noch zwei Muskelschichten über Kreuz. Einige dieser Muskeln sind am Steißbein und Kreuzbein angeheftet.

DIE FEINHEITEN ERSPÜREN

Wenn Sie den Schließmuskel des Afters – ein Teil des Beckenbodens – kontrahieren, ziehen Sie Steißbein und Kreuzbein nach innen und unten, wodurch der Lendenbereich länger und die natürliche Wölbung flacher wird. Damit stabilisieren Sie die Lendenwirbelsäule. Nutzen Sie dies in der Rückbeuge, wenn Sie merken, dass Sie damit Ihren unteren Rücken entlasten (gut für den lunaren Atemtyp, siehe *Seite 46*). Wenn Sie dagegen merken, dass eine solche Aktivierung des Beckenbodens Ihnen etwas von Ihrem Atemraum wegnimmt, lassen Sie den Beckenboden entspannt. In der Rückbeuge werden Sie dann wahrscheinlich Ihr Becken etwas nach vorn schieben wollen, wodurch sich die Wölbung in der Lende vertieft. Indem Sie das Becken nach vorn kippen, wird Ihre Lendenmuskulatur aktiviert und die Lendenwirbelsäule gehalten (solarer Atemtyp, siehe *Seite 47*).

BLEIBEN SIE GEDULDIG

Der Beckenboden ist für die meisten Menschen ein »weißer Fleck« auf der Landkarte ihres Körpers. Es ist deswegen normal, dass er nicht gleich zu spüren ist und dass Sie Zeit brauchen, um herauszufinden, wie Sie diese Muskeln benutzen können. Bleiben Sie geduldig mit sich und stellen Sie sich immer wieder vor, dass er aus Muskeln besteht, die man anspannen und entspannen kann wie die anderen Muskeln des Körpers auch. Beziehen Sie ihn einfach nach und nach ins Üben ein.

Mit jedem Üben bemerken Sie kleine oder größere Fortschritte.

DIE ATEMFÜHRUNG

Machen Sie sich zuerst mit dem Bewegungsablauf vertraut, ohne auf die Atemführung zu achten. Lassen Sie den Atem vielmehr einfach weiterfließen, das heißt, achten Sie darauf, ihn zu keinem Zeitpunkt anzuhalten.

Wenn Ihnen der Bewegungsablauf so vertraut ist, dass Sie das Tempo der Ausführung variieren können, dann nehmen Sie die Atemführung hinzu. Lassen Sie dabei Ihren Atem das Tempo der Bewegung bestimmen – sonst werden Sie schnell atemlos. Im Laufe der Übungspraxis, nämlich dann, wenn sie mühelos zu werden beginnt, wird Ihr Atem immer ruhiger werden.
Sollten Sie merken, dass Sie manche Bewegungen – entgegen den Angaben – lieber ausatmend statt einatmend (oder umgekehrt) machen wollen, dann nehmen Sie sich diese Freiheit. Hauptsache, Ihr Atem fließt!

Tipp

**Beginnen Sie diesen Bewegungsablauf immer langsam und werden Sie erst nach und nach schneller. Je schneller Sie üben, desto anregender wirkt der Sonnengruß.
Üben Sie sehr achtsam und langsam, wenn Ihr Rücken angespannt ist oder schmerzt. Und üben Sie den Sonnengruß gar nicht bei akuten Rückenproblemen (beispielsweise Hexenschuss, Ischialgie, Bandscheibenvorfall) oder bei Entzündungen im Bauchraum.**

DER SONNENGRUSS

1 Stellen Sie sich an das Fußende Ihrer rutschfesten Matte. Die Füße stehen parallel und hüftgelenkbreit voneinander entfernt.

2 Legen Sie die Handflächen vor dem Brustbein aneinander. Atmen Sie tief aus. (1)

3 Führen Sie die Arme einatmend in einem weiten Bogen über die Seiten nach oben.

4 Kontrahieren Sie den Schließmuskel des Afters und heben Sie den Brustkorb, sodass eine leichte Rückbeuge entsteht. Achtung: Das Becken bleibt während dieser weiten Dehnung nach oben über den Füßen und wird nicht nach vorn geschoben. (2)

5 Schieben Sie das Becken nach hinten und winkeln Sie die Arme leicht an. (3)

6 Kommen Sie ausatmend in die Rumpfbeuge. Beugen Sie die Beine so weit an, bis Ihr Bauch Kontakt zu den Oberschenkeln bekommt. Stellen Sie die Fingerkuppen ganz locker vor den Füßen auf. (4)

7 Strecken Sie einatmend die Wirbelsäule und heben Sie den Brustkorb und den Kopf mit langem Nacken. (5)

8 Lassen Sie ausatmend den Oberkörper wieder sinken und dehnen Sie sich über die Rückseiten der Beine nach oben.

9 Stellen Sie die Fingerkuppen neben den Füßen auf. (6)

Wirkung

- Der Sonnengruß dehnt intensiv die Vorder- und Rückseite des Körpers.
- Er aktiviert alle großen Gelenke des Körpers, insbesondere die Wirbel-, Hüft- und Schultergelenke.
- Er regt Atmung, Kreislauf und Verdauung an und wirkt damit allgemein belebend.
- Durch die Synchronisation von Atem und Bewegung ist der Sonnengruß zudem eine sehr gute Konzentrationsübung.

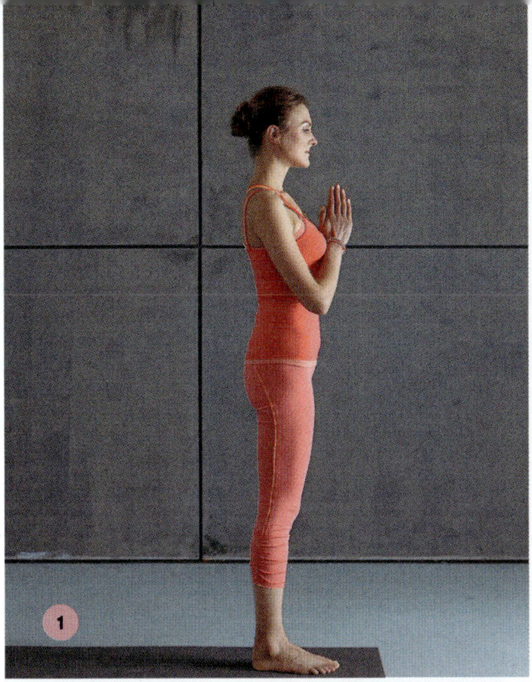
1

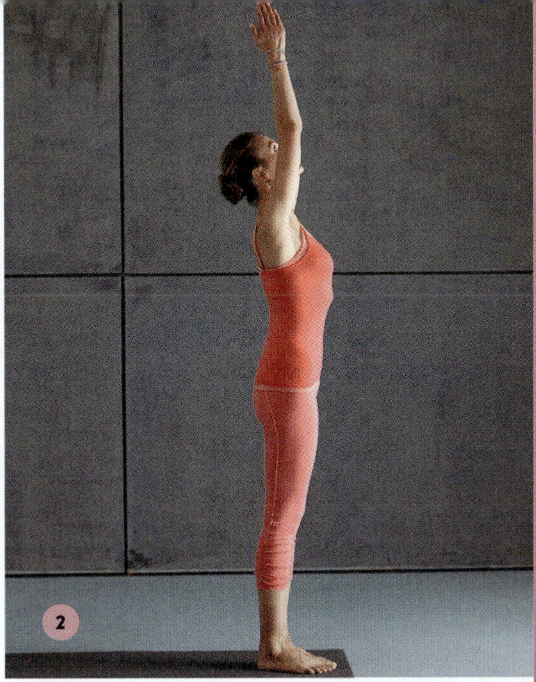
2

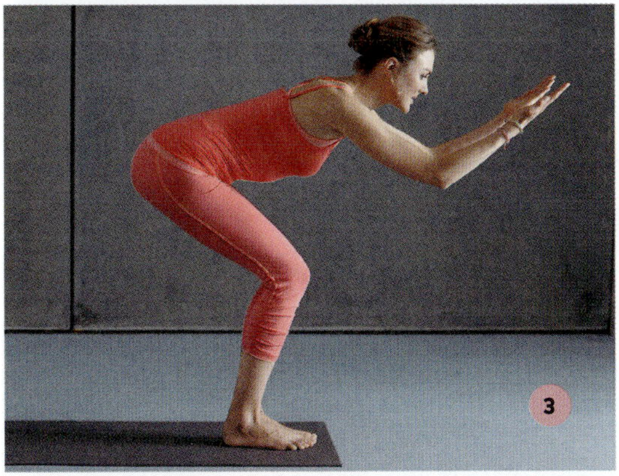
3

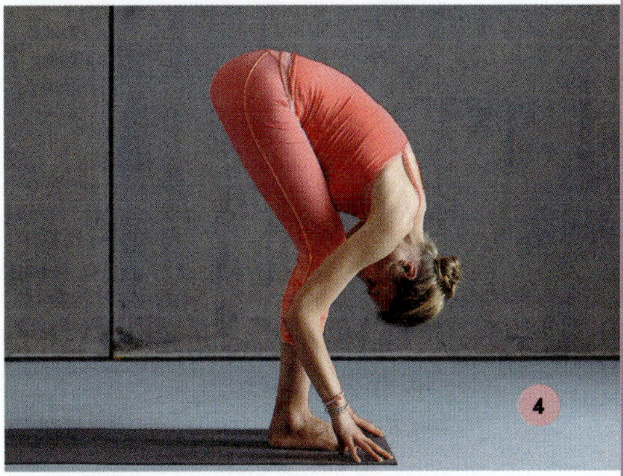
4

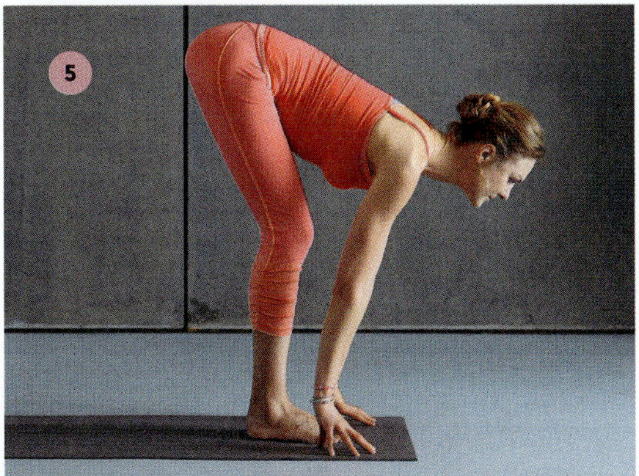
5

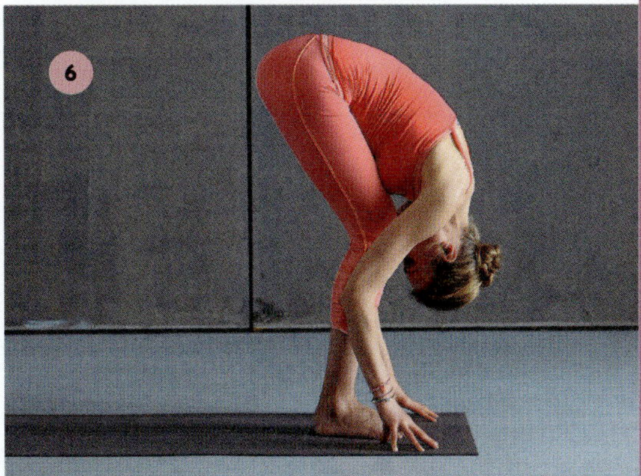
6

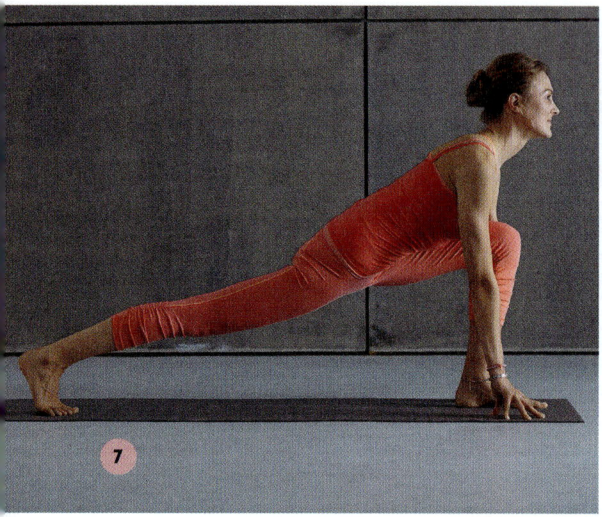

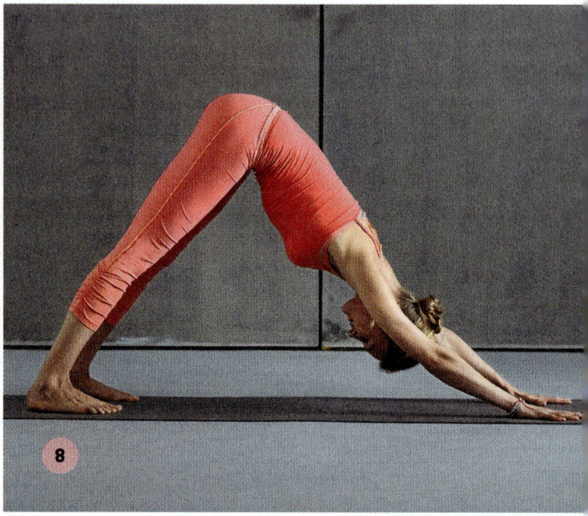

10 Machen Sie mit dem rechten Bein einen großen Schritt nach hinten, sodass es ganz gestreckt ist. Ohne dass die Finger den Boden verlassen (!), heben Sie Brustkorb und Kopf und atmen ein. (7)

11 Stellen Sie den linken Fuß nach hinten neben den rechten. Schieben Sie sich ausatmend kräftig nach oben und hinten und kommen Sie so in die Haltung des Hundes, der sich dehnt. Halten Sie die Ohren in Höhe der Oberarme. Atmen Sie ein. (8)

12 Beugen Sie die Beine und bringen Sie ausatmend die Knie behutsam zum Boden. Lassen Sie das Gesäß zu den Fersen und die Stirn auf den Boden sinken. Die Zehen bleiben dabei aufgestellt. (9)

13 Strecken Sie einatmend die Wirbelsäule. Heben Sie den Brustkorb weit nach vorn und oben und atmen Sie ein. Achten Sie auf einen langen Nacken. (10)

14 Lassen Sie den Kopf wieder sinken. Kommen Sie dann nach vorn und oben in den Vierfüßlerstand. (11)

15 Schieben Sie sich ausatmend wieder nach oben und hinten in die Haltung des Hundes, der sich dehnt. (12)

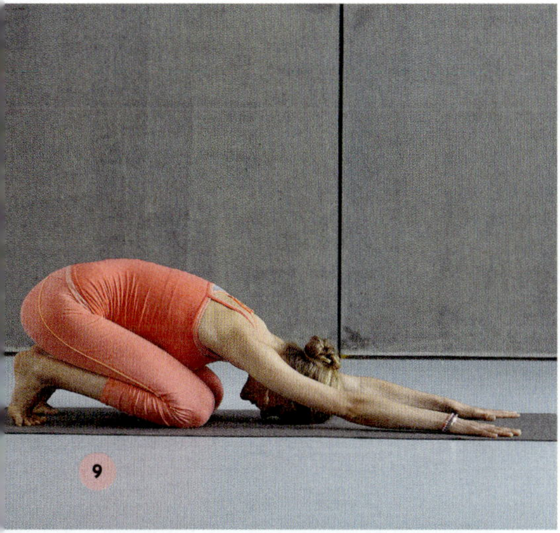
9

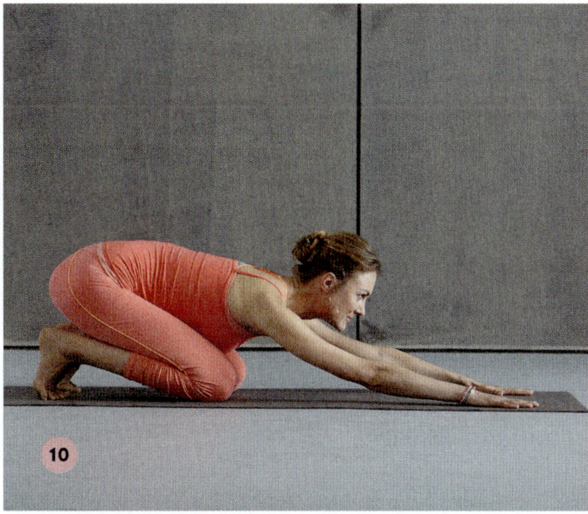
10

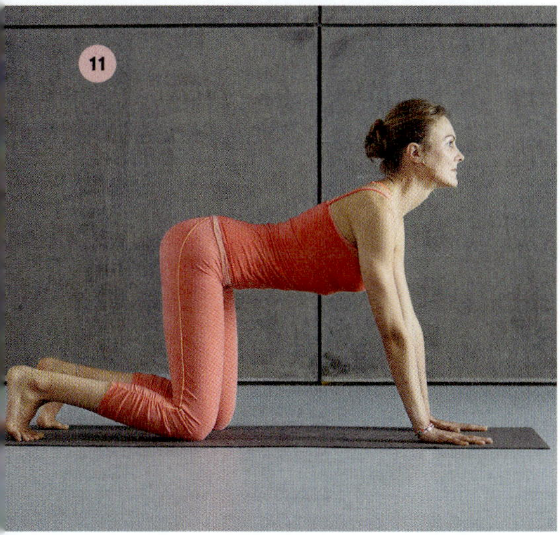
11

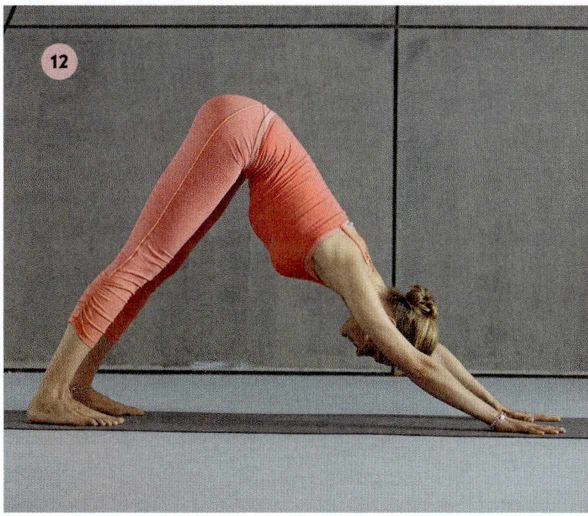
12

16 Schwingen Sie Ihren rechten Fuß weit nach vorn bis zwischen die Hände (eventuell mit kleinen Zwischenschritten) und heben Sie einatmend Brustkorb und Kopf, ohne dass die Finger den Boden verlassen. (13)

17 Stellen Sie den linken Fuß neben den rechten und kommen Sie ausatmend in die Vorbeuge mit leicht angewinkelten Beinen. Atmen Sie ein. (14)

18 Beugen Sie ausatmend die Beine ganz an, sodass Sie in die Hocke kommen. (15)

19 Richten Sie sich einatmend langsam aus der Kraft der Beine auf und führen Sie dabei die Arme über vorn nach oben. (16)

20 Kontrahieren Sie wieder den Schließmuskel des Afters, heben Sie den Brustkorb und deuten Sie eine Rückbeuge an. (17)

21 Lassen Sie ausatmend die Arme über die Seiten sinken und legen Sie die Handflächen vor der Brust aneinander. Damit sind Sie wieder in der Ausgangshaltung. (18)

22 Wiederholen Sie – je nachdem, wie viel Zeit Sie haben – den Sonnengruß 4- bis 6-mal. Spüren Sie anschließend noch einen Moment im Stand nach.

Tipp

Wenn Sie nur wenig Zeit haben – oder wenn Sie das Gefühl haben, dass Ihr Kreislauf für den ganzen Sonnengrußablauf noch zu instabil ist beziehungsweise Ihnen dabei schwindlig wird –, dann können Sie auch (erst mal) nur die Haltungen 1 – 2 – 3 – 4 – 15 – 16 – 17– 18 üben.

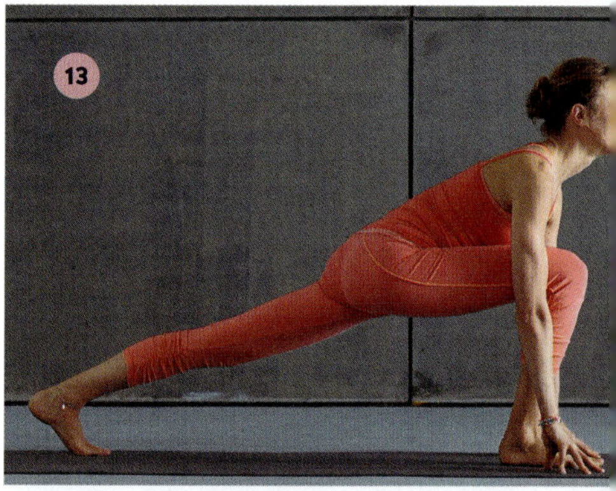

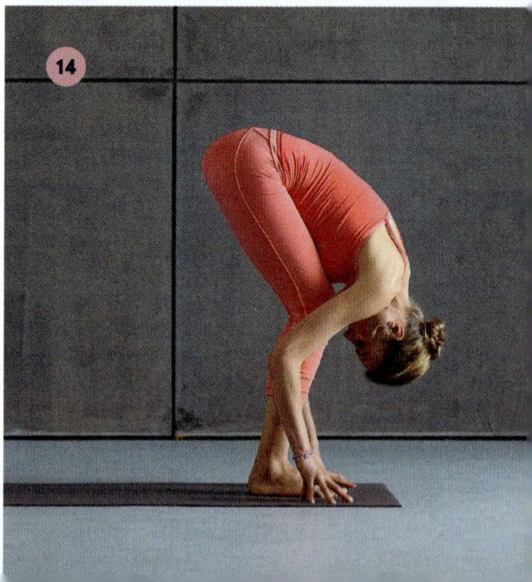

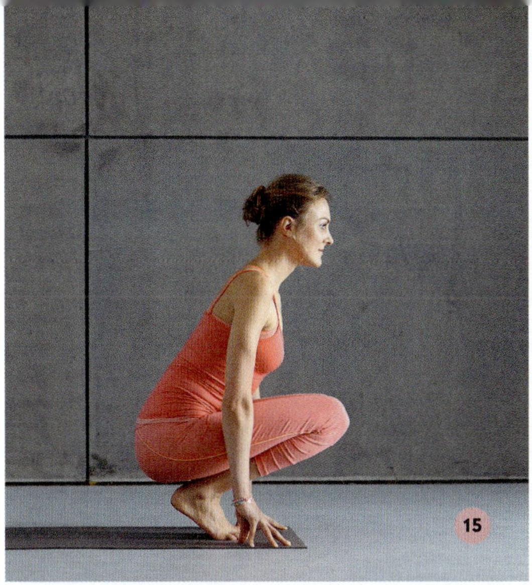
15

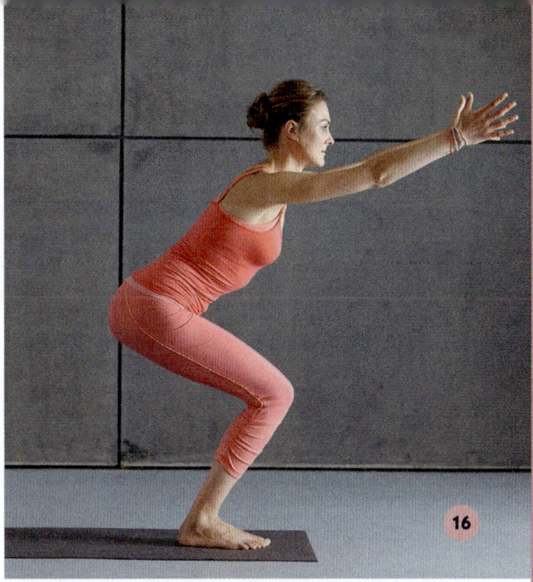
16

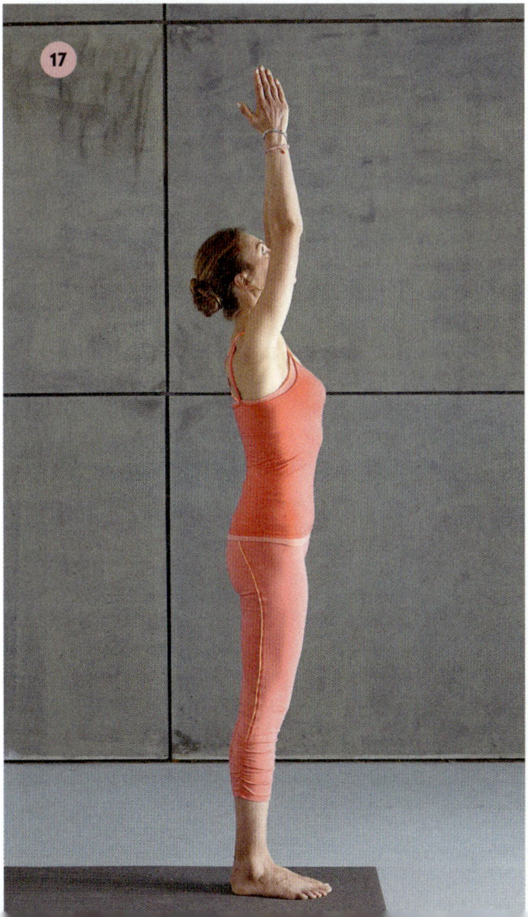
17

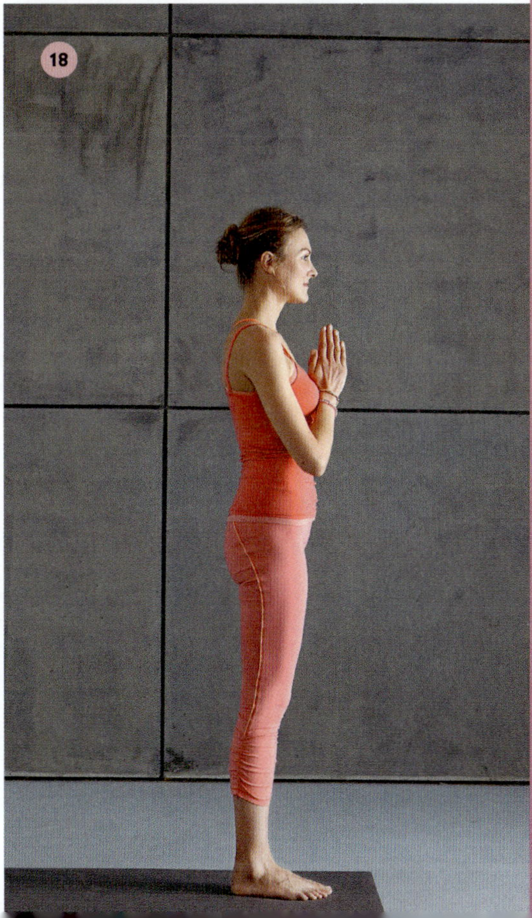
18

DIE STANDWAAGE

1 Stellen Sie sich auf die Mitte der Matte, die Füße parallel und dicht beieinander. Atmen Sie aus. (1)

2 Führen Sie einatmend die Arme über vorn nach oben. Spannen Sie dabei den Schließmuskel des Afters an, damit Sie nicht ins Hohlkreuz gehen. Verlagern Sie das Gewicht auf das rechte Bein, indem Sie das linke Bein gestreckt etwas nach hinten führen. (2)

3 Drücken Sie sich kräftig mit dem rechten Fuß vom Boden weg, bis sich beide Hüften wieder auf einer Höhe befinden, und strecken Sie sich in die Länge.

4 Heben Sie ausatmend das linke Bein nach hinten und senken Sie Rumpf und Arme nach vorn. Achten Sie darauf, dass von der linken Ferse bis zu den Handrücken eine gerade Linie bestehen bleibt. Bewegen Sie sich nur so weit nach vorn, wie Sie Rumpf und Bein »wie ein Brett« kippen können. (3)

5 Kehren Sie einatmend zurück in den Stand. Lassen Sie ausatmend die Arme über vorn nach unten sinken.

6 Beginnen Sie den nächsten Durchlauf, indem Sie das Gewicht auf das linke Bein verlagern und das rechte Bein etwas heben.

7 Wiederholen Sie den Ablauf 4- bis 6-mal und wechseln Sie jedes Mal Ihr Standbein.

Wirkung

+ Die Standwaage stärkt die gesamte Muskulatur, die den Körper stabilisiert, vor allem den Rückenstrecker.
+ Sie kräftigt die Beine.
+ Atem und Kreislauf werden angeregt.
+ Die Übung verbessert die Koordination und den Gleichgewichtssinn, und zwar besonders wenn Sie etwas wackeln müssen – unterdrücken Sie es deshalb auf keinen Fall!

Tipps

Wenn Sie empfindliche Schultern haben und die Arme nicht gestreckt heben können, dann winkeln Sie sie an. Wenn Sie sie nicht gestreckt nach oben halten können, breiten Sie sie stattdessen zur Seite aus.

Wenn Sie den Rumpf nicht bis in die Waagerechte neigen können, bleiben Sie weiter oben. Bewahren Sie die gerade Linie und üben Sie einfach, bis sich Ihre Muskeln genügend dehnen können.

Achten Sie darauf, dass Sie die Hüfte des hinteren Beins nicht nach oben drehen.

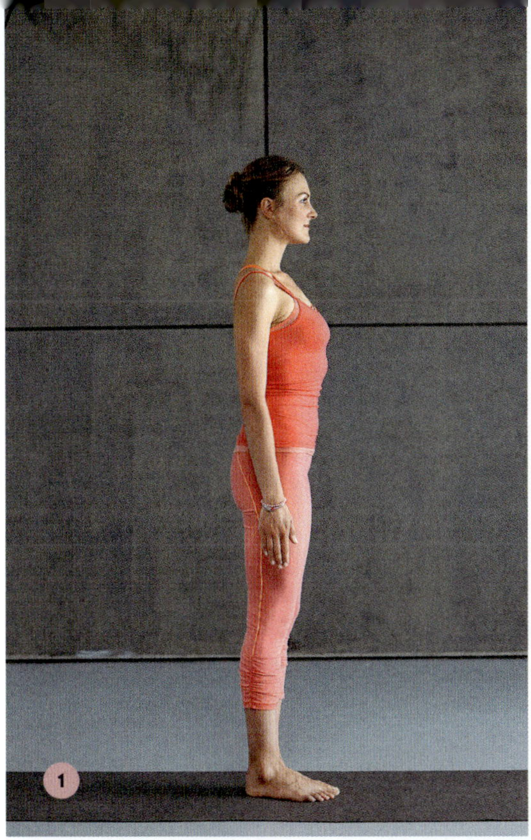
1

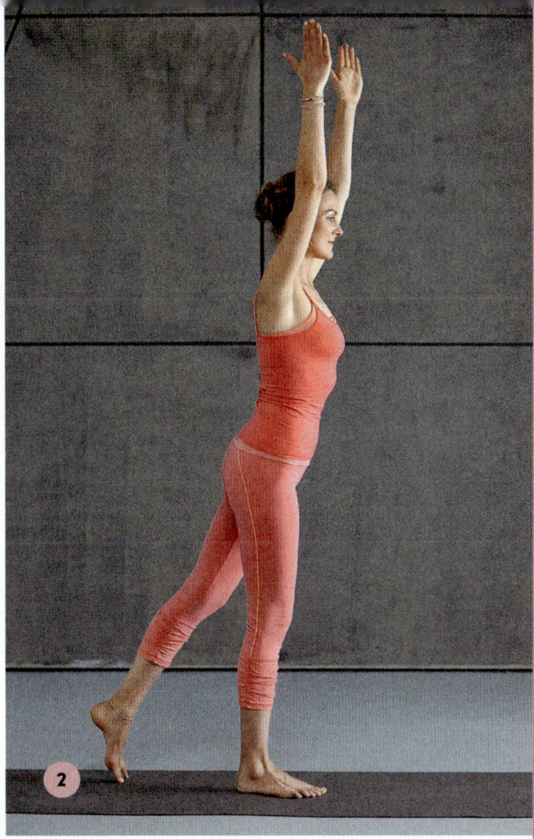
2

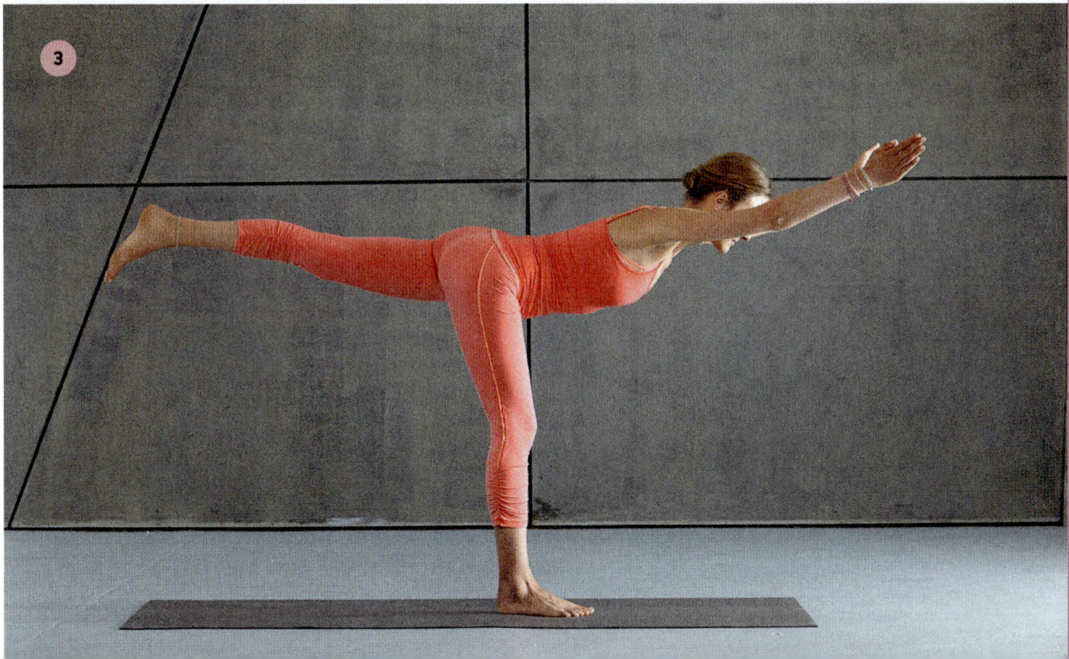
3

DIE HELDENHALTUNG

Eine Variante der Heldenhaltung kennen Sie schon aus dem Sonnengruß *(Seite 52, Bild 7)*. In der folgenden Version werden Sie etwas verweilen, damit die Haltung ihre stabilisierende Wirkung auf Körper, Geist und Seele voll entfalten kann. Das Knie des hinteren Beines ist hier in der Luft.

1 Kommen Sie etwas vor der Mitte Ihrer Matte in den Kniestand. Stellen Sie den rechten Fuß weit nach vorn. Verlagern Sie das Becken nach vorn, bis der rechte Unterschenkel senkrecht ist. Lassen Sie die linke Leiste bodenwärts sinken.

2 Stellen Sie die Zehen des linken Fußes auf und heben Sie das Knie. Schieben Sie das Bein eventuell noch etwas weiter nach hinten, bis es ganz gestreckt ist. Ziehen Sie bewusst alle Muskeln des Beins an die Knochen heran, um es gut zu stabilisieren.

3 Spannen Sie einen Dehnungsbogen, indem Sie mit dem rechten Knie nach vorn streben und mit der linken Ferse nach hinten.

4 Richten Sie Ihren Oberkörper behutsam so weit auf, wie es für Ihren Rücken möglich ist. Legen Sie die Unterarme oder die Hände auf das rechte Knie oder breiten Sie die Arme seitlich leicht angebeugt aus. Lassen Sie die Schultern nach hinten, außen und unten sinken und heben Sie das Brustbein. (1)

5 Verweilen Sie etwa sechs ruhige und tiefe Atemzüge lang in dieser Haltung des Helden. Werden Sie sich des Tages bewusst, der mit seinen Herausforderungen und Geschenken vor Ihnen liegt. Wenden Sie sich ihm zu und öffnen Sie sich ihm.

6 Wenn Sie die Haltung verlassen wollen, stützen Sie die Hände neben dem rechten Fuß auf. Stellen Sie diesen dann neben den linken und schieben Sie sich nach oben in die Haltung des Hundes, der sich dehnt. Verweilen Sie so 3 bis 4 Atemzüge. (2)

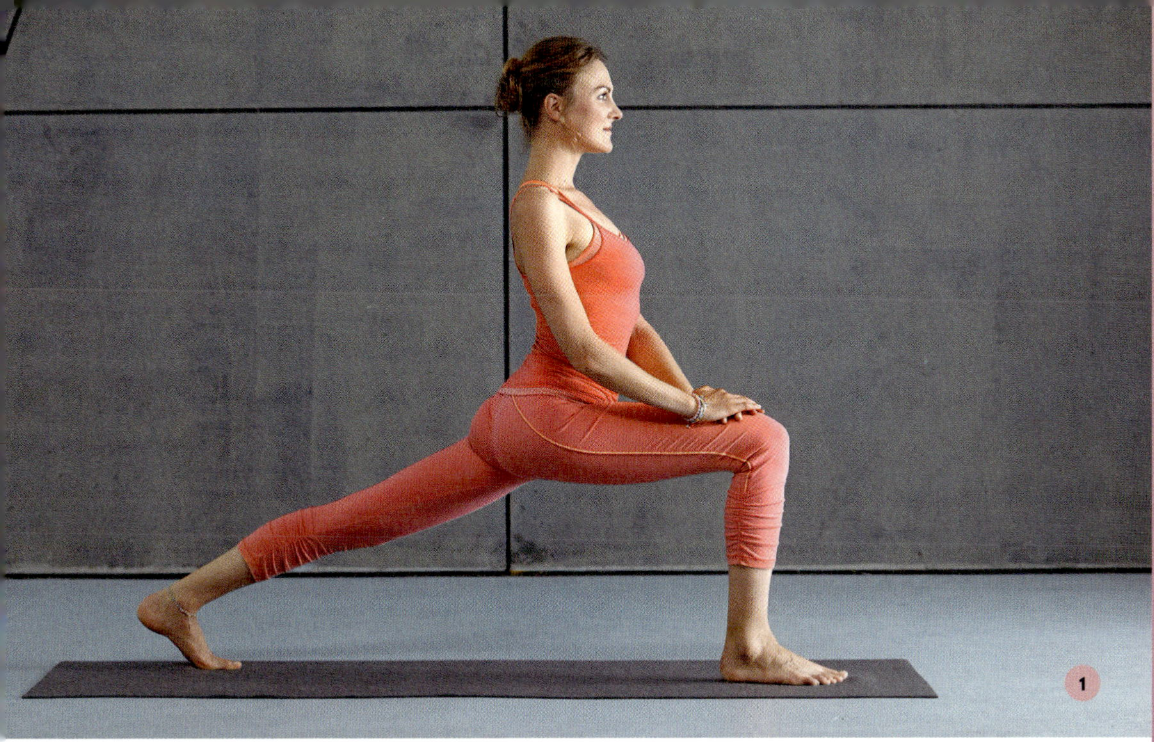
1

2
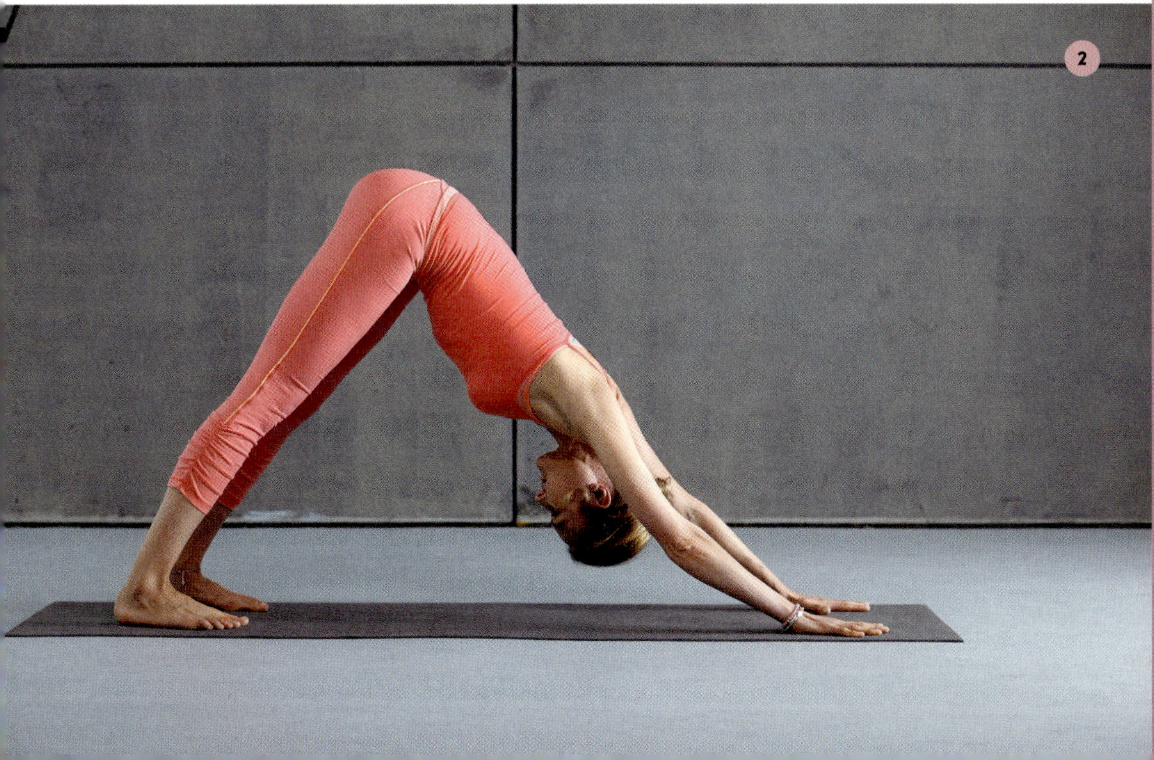

7 Heben Sie das linke Bein dann weit nach hinten oben. Nehmen Sie so »Anlauf«, um es anschließend weit nach vorn zu schwingen und den linken Fuß zwischen die Hände zu stellen – so weit vor, dass der Unterschenkel senkrecht ist. Kommen Sie wieder in die Heldenhaltung und verweilen Sie darin erneut sechs Atemzüge lang.

8 Nehmen Sie anschließend noch einmal kurz die Haltung des Hundes ein. Dehnen Sie Ihren Rücken wohlig durch.

9 Lassen Sie dann die Knie behutsam zum Boden sinken, legen Sie die Fußrücken auf und kommen Sie in den Fersensitz. (3)

10 Beobachten Sie, wie Sie durch die Übungen dieser Morgenroutine angeregt und wach geworden sind.

Wirkung

+ Die Übung stabilisiert die gesamte Basis und gibt ein Gefühl von Kraft.
+ Sie schenkt das Selbstvertrauen, das hilft, sich dem Leben immer wieder neu zu stellen.

Tipps

Je empfindlicher Ihre Knie sind, desto mehr sollten Sie das hintere Bein strecken. Dann wird das Kniegelenk von den Muskeln optimal gehalten. Geht das gar nicht, lassen Sie das Knie auf dem Boden und legen ein flaches Kissen unter.
Nehmen Sie die Heldenhaltung je nach Ihren Möglichkeiten ganz oder angedeutet ein, bevor Sie sich einer Herausforderung – zum Beispiel einem schwierigen Gespräch – stellen müssen. Sie wird Ihre Zuversicht und Ihre Standfestigkeit nähren!

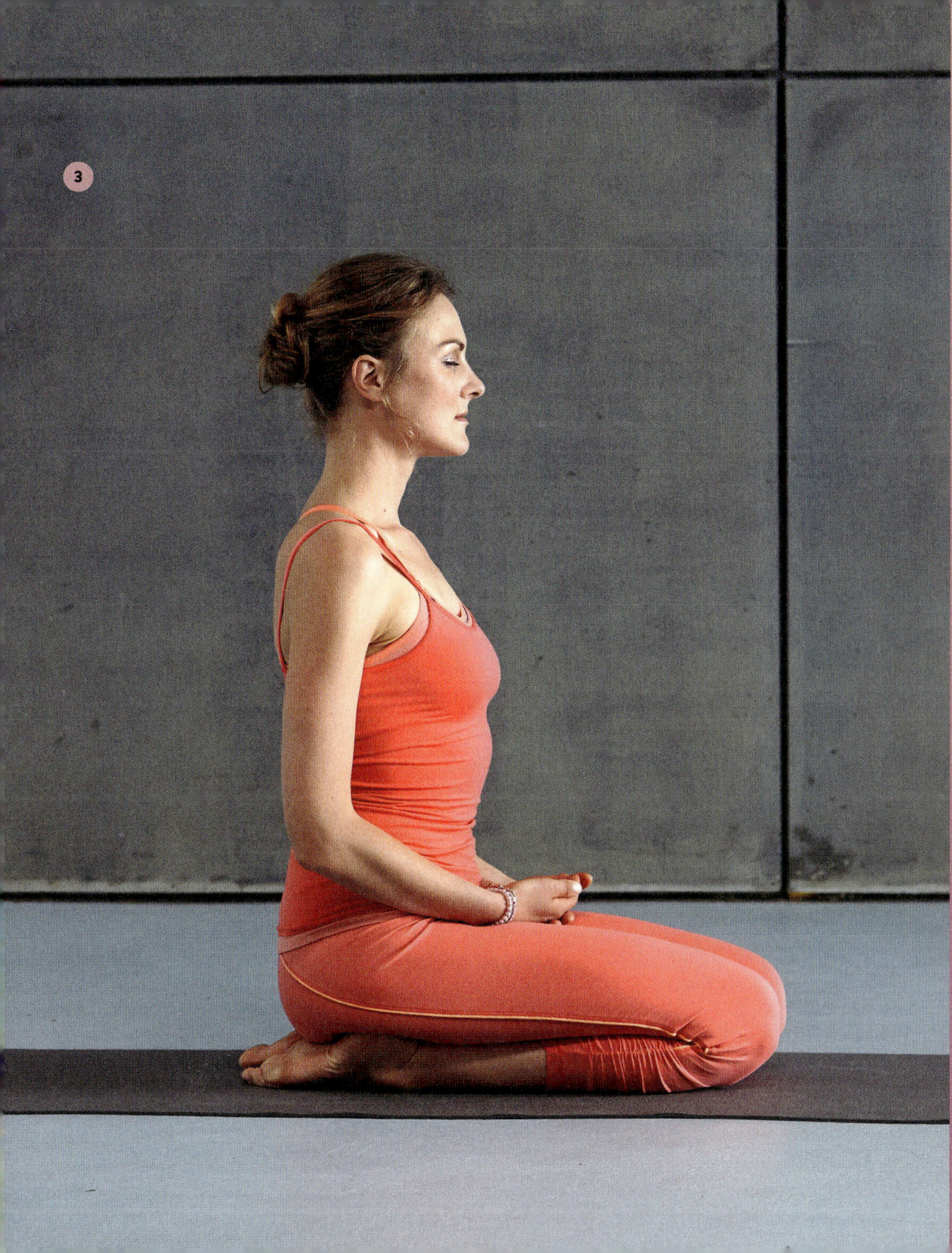

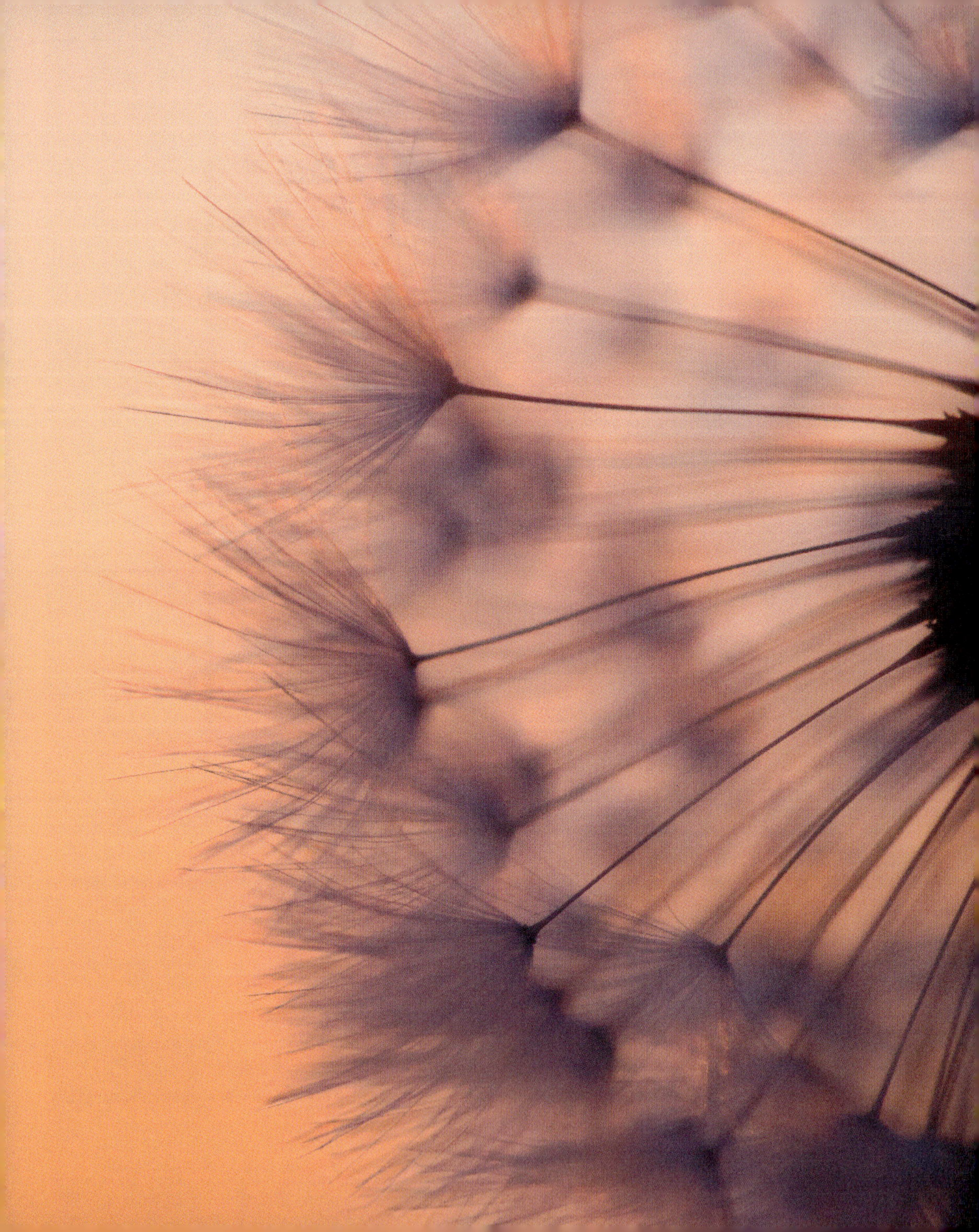

Entspannung am Abend

Wir leben heute in einer »Sitzkultur« mit großem Bewegungsmangel. Yogaübungen helfen, den Geist zu entspannen und den Körper wieder in Bewegung zu bringen.

Abschalten und zur Ruhe kommen

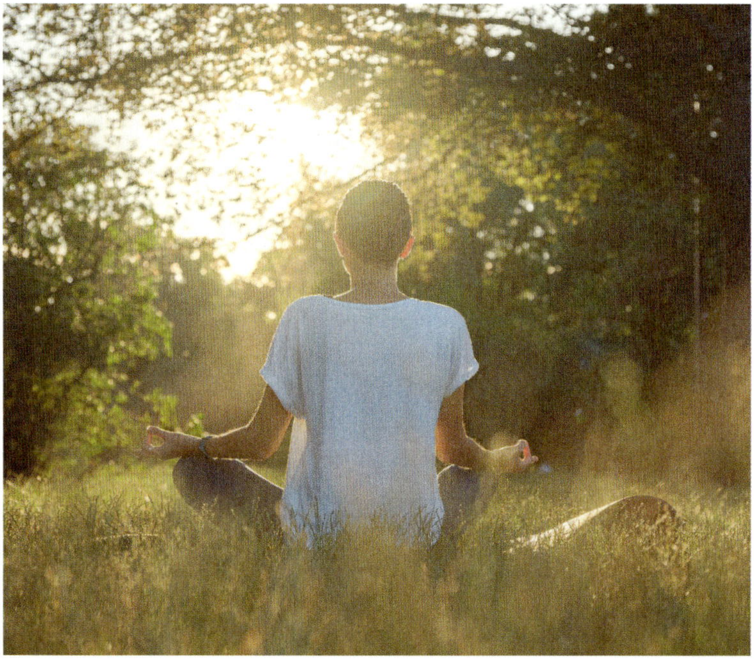

Diese Lektion ist besonders dann für Sie geeignet, wenn Sie den ganzen Tag so viel um die Ohren hatten, dass Sie manchmal gar nicht mehr wussten, wo Ihnen der Kopf stand. Die Übungen helfen Ihnen am Abend, Körper und Geist zu entspannen und zu erfrischen.

Freiraum zum Üben

Wenn Sie abends nach Hause kommen, tragen Sie die ganze Last des Tages mit heim: das viele Sitzen oder Stehen, die geistige Anspannung, all das Unerledigte. Wenn das nicht auf Ihren Feierabend und damit auf Ihr Privatleben einwirken soll, müssen Sie lernen, abzuschalten und den Tag wirklich hinter sich zu lassen. Die folgenden kleinen Übungsprogramme werden für Sie dabei hilfreich sein.

FREUNDLICHE ABSPRACHEN

Der einzige Haken: Wenn Sie mit anderen zusammenwohnen, die sich vielleicht schon auf Ihr Heimkommen gefreut haben, müssen Sie ihnen klarmachen, dass Sie noch eine knappe halbe Stunde brauchen, um wirklich anzukommen. Sie brauchen sie, um sich umzuziehen, sich zu waschen, Ihren Yogaplatz herzurichten und um zu üben.

AUCH DIE ANDEREN PROFITIEREN

Wenn Ihr Partner oder Ihre Familie einige Male bemerkt haben, um wie viel gelassener Sie hinterher sind und dass Sie sich viel wohler fühlen als sonst, werden sie es wahrscheinlich sogar bald ausdrücklich befürworten, dass Sie nach der Arbeit üben. Denn sie werden merken, dass Sie ihnen dann wirklich zugewandt sein können, weil Sie innerlich nicht mehr so mit dem Beruf, den Kollegen, den Verpflichtungen des nächsten Tages und Ähnlichem mehr beschäftigt sind. Es lohnt sich also gleichermaßen für Sie und die Menschen in Ihrer Umgebung, wenn Sie sich eine »Feierabendvorbereitungs-Übungszeit« angewöhnen. Stellen Sie dabei sicher, dass Sie wirklich nichts und niemand stört – außer vielleicht Ihre Katze, die mitüben möchte. Sie können sich umso tiefer in Ihre Praxis hinein fallen lassen, wenn Sie wissen: Das ist jetzt allein meine Zeit.

Ein Platz zum Wohlfühlen

Gestalten Sie den Platz, an dem Sie Yoga üben, so, dass Sie sich dort zu Hause und wohlfühlen. Stellen Sie ein schönes Foto oder eine Karte hin, eine Duftlampe oder -kerze, eine Pflanze – Dinge, die Ihnen helfen, sich wieder aufzuladen. Reservieren Sie auch eine angenehm weiche und warme Decke nur für Ihre Übungspraxis.
Wenn Sie aus dem Ort, an dem Sie regelmäßig Yoga üben, einen richtigen Kraftplatz werden lassen, können Sie dort Tag für Tag auftanken. Er wird Ihnen bei jedem Besuch dort neue Energie schenken und innere Ruhe vermitteln.

Abendroutine 1

Jetzt ist Zeit, sich ganz um Sie selbst zu kümmern, genüsslich auf der Yogamatte Platz zu nehmen und den Tag nach und nach zu verabschieden.

DURCH DEN KÖRPER WANDERN

1. Kommen Sie auf Ihrer weichen Yogamatte oder Decke in die Rückenlage, decken Sie sich eventuell zu und schließen Sie die Augen. (1)
2. Werden Sie sich bewusst, wie dieser Tag Sie zurückgelassen hat.
3. Wandern Sie im Geiste durch Ihren Körper und beobachten Sie, wie sich alles, was Sie in den letzten Stunden getan – oder nicht getan –, gedacht und gefühlt haben, im Körper widerspiegelt. Beobachten Sie, wo Sie sich angespannt, wo Sie sich müde und wo Sie sich wohlfühlen. Lauschen Sie auf alles, was Ihr Körper Ihnen mitteilen möchte.
4. Verweilen Sie noch eine Zeit, so nach innen lauschend.
5. Dehnen Sie sich abschließend ausgiebig und wohlig durch.

Wirkung

+ Die Übung hilft, wieder zu sich zu kommen, den Körper wahrzunehmen und ihn ruhen zu lassen.
+ Sie entlastet Wirbelsäule und Beine.
+ Sie fördert die Bauchatmung.

Tipp

Wenn Sie besser in der Bauchlage ruhen, dann drehen Sie sich einfach auf den Bauch.

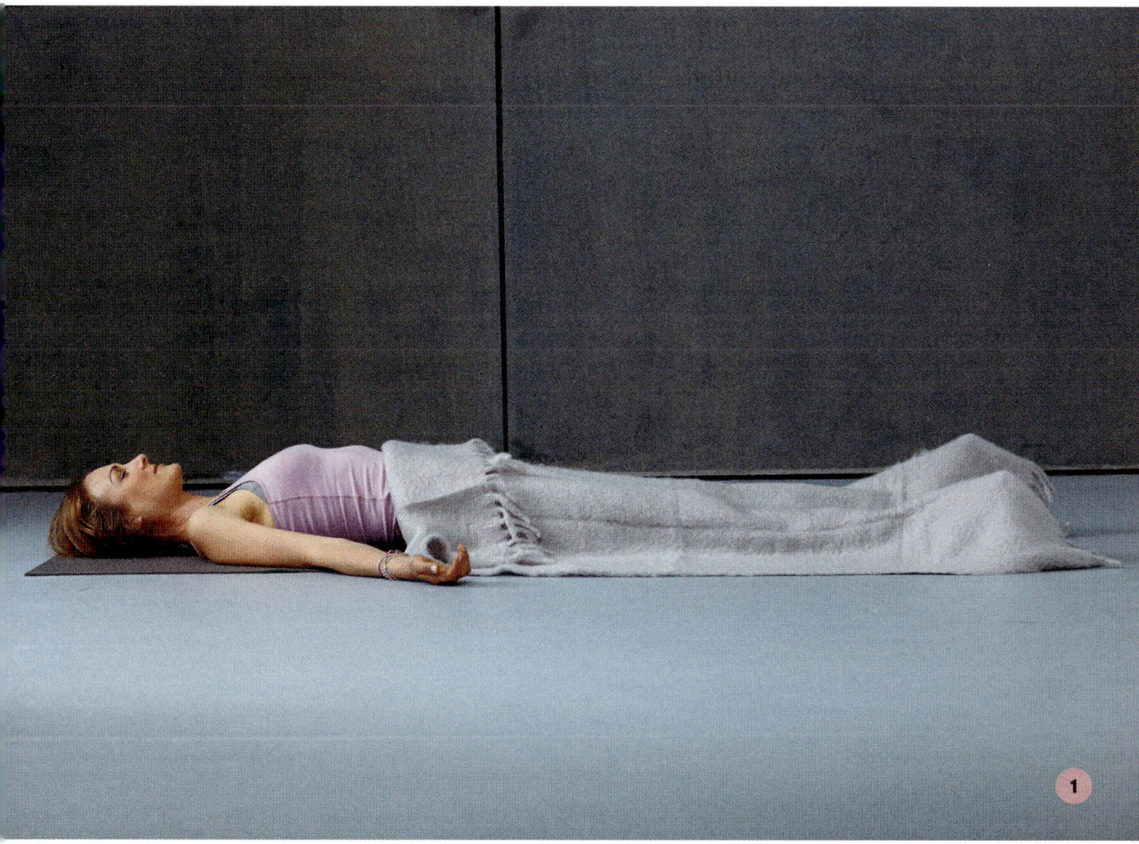
1

DER REINIGUNGSATEM

1. Bleiben Sie in der Rückenlage und achten Sie darauf, dass Sie mindestens eine Armlänge Platz hinter sich haben. Legen Sie die Arme zu Beginn neben den Körper. (1)
2. Führen Sie Ihre Arme einatmend gedehnt über oben nach hinten. Dehnen Sie sich in der Atemfülle. (2)
3. Stellen Sie ein Bein angebeugt auf und ziehen Sie das andere zum Bauch. Umfassen Sie das Knie dieses Beins mit den gefalteten Händen. (3)
4. Streben Sie mit dem Knie weit nach vorn, sodass der Rumpf angehoben wird – ungefähr so weit, dass die Schulterblätter den Boden verlassen. Atmen Sie dabei immer tiefer aus. (4)
5. Legen Sie Oberkörper und Kopf behutsam ab, lassen Sie die Beine ausgleiten und die Arme neben den Körper sinken – die Ausgangsposition.
6. Lassen Sie die Einatmung oder ein Gähnen kommen. Wenn Sie gähnen, dann wie eine Löwin oder ein Tiger: Reißen Sie Ihren Mund ganz weit auf und gähnen Sie aus der Tiefe Ihres Körpers.

→ *Wiederholen Sie diesen Bewegungsablauf mehrere Male und gähnen Sie so oft und tief wie möglich.*

Wirkung

+ Die Übung reinigt die Lungen.
+ Sie entsäuert und entschlackt das Blut.
+ Sie reinigt zudem die Nase (die zu laufen beginnt) und die Augen (die tränen)
+ Sie lässt Anspannung und Müdigkeit abfließen.

Tipp

Wahrscheinlich werden Sie auch im Anschluss noch eine kleine Weile weitergähnen. Lassen Sie es zu und genießen Sie die Vertiefung Ihrer Atmung, die durch das Gähnen entsteht.

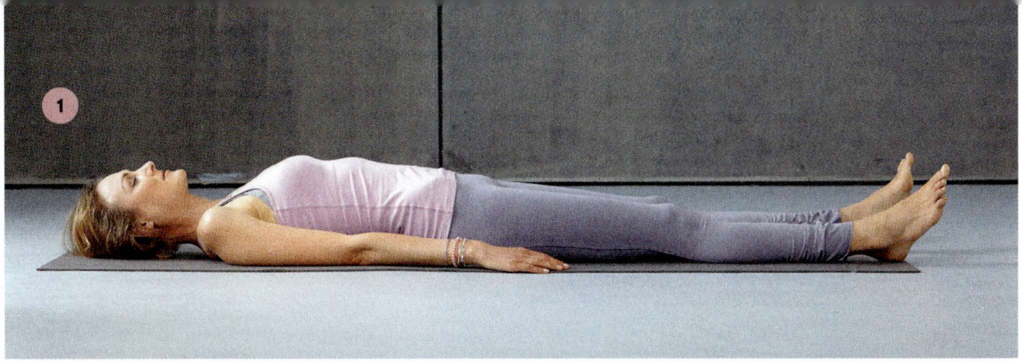
1

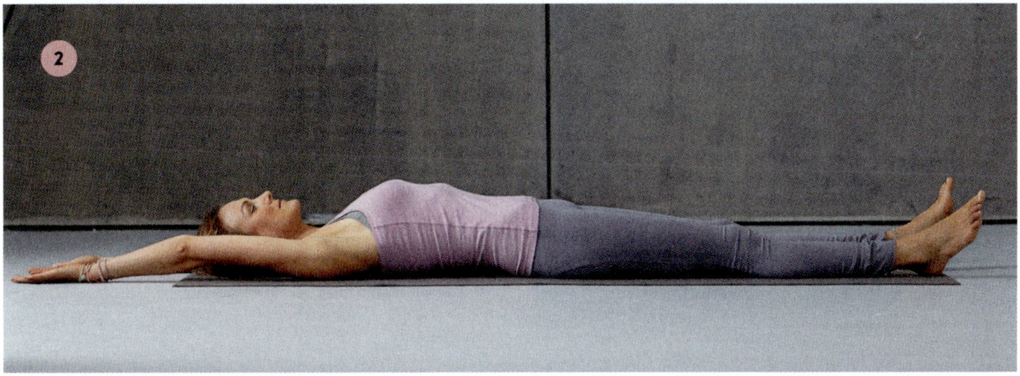
2

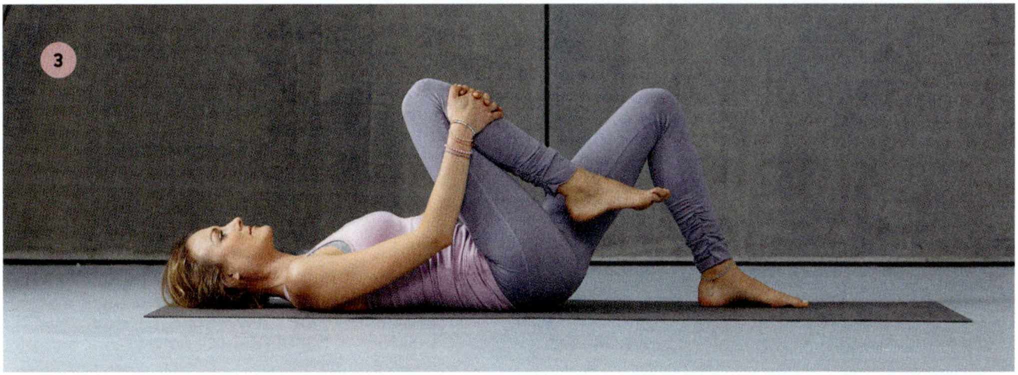
3

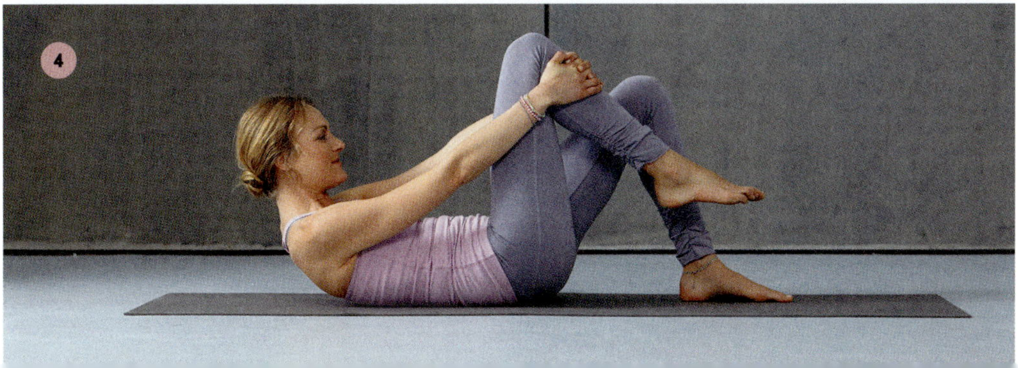
4

SICH IN DIE DIAGONALE DEHNEN

1. Stellen Sie am Ende der letzten Übung die Beine angebeugt auf, lassen Sie sich auf die Seite rollen und kommen Sie so hoch in den Fersensitz.
2. Stellen Sie die Hände vor den Knien auf. Heben Sie den Brustkorb zwischen den Oberarmen weit nach vorn und oben und legen Sie ihn dann auf die Oberschenkel.
3. Dehnen Sie sich ausatmend intensiv aus Ihrer linken Flanke heraus, sodass Sie dadurch den linken Arm nach rechts vorn schieben. (1)
4. Ziehen Sie sich einatmend in der linken Flanke zusammen und lassen Sie so den Arm zurückkommen.
5. Machen Sie das Gleiche zur anderen Seite. Lassen Sie die Bewegung in den Flanken entstehen und sich von dort aus in den Arm fortsetzen – das schont die Schultern.
6. Lassen Sie Atem und Stimme ganz frei: Machen Sie alle Geräusche, die Ihnen zum Dehnen einfallen und die Ihnen wohltun.
7. Nach einigen Wiederholungen lassen Sie die Bewegung zur Ruhe kommen. Spüren Sie einen Augenblick im Fersensitz nach.

Wirkung

+ Die Übung dehnt sanft alle diagonal verlaufenden Rumpfmuskeln, vor allem die der Flanken und damit der kleinen Muskeln zwischen den Rippen. Das löst und vertieft die Atmung
+ Die leichte Seitbeuge aktiviert die Wirbelsäule.

Tipp

Falls die Atmung so wie beschrieben für Sie nicht passt, lassen Sie Ihren Atem einfach frei fließen.

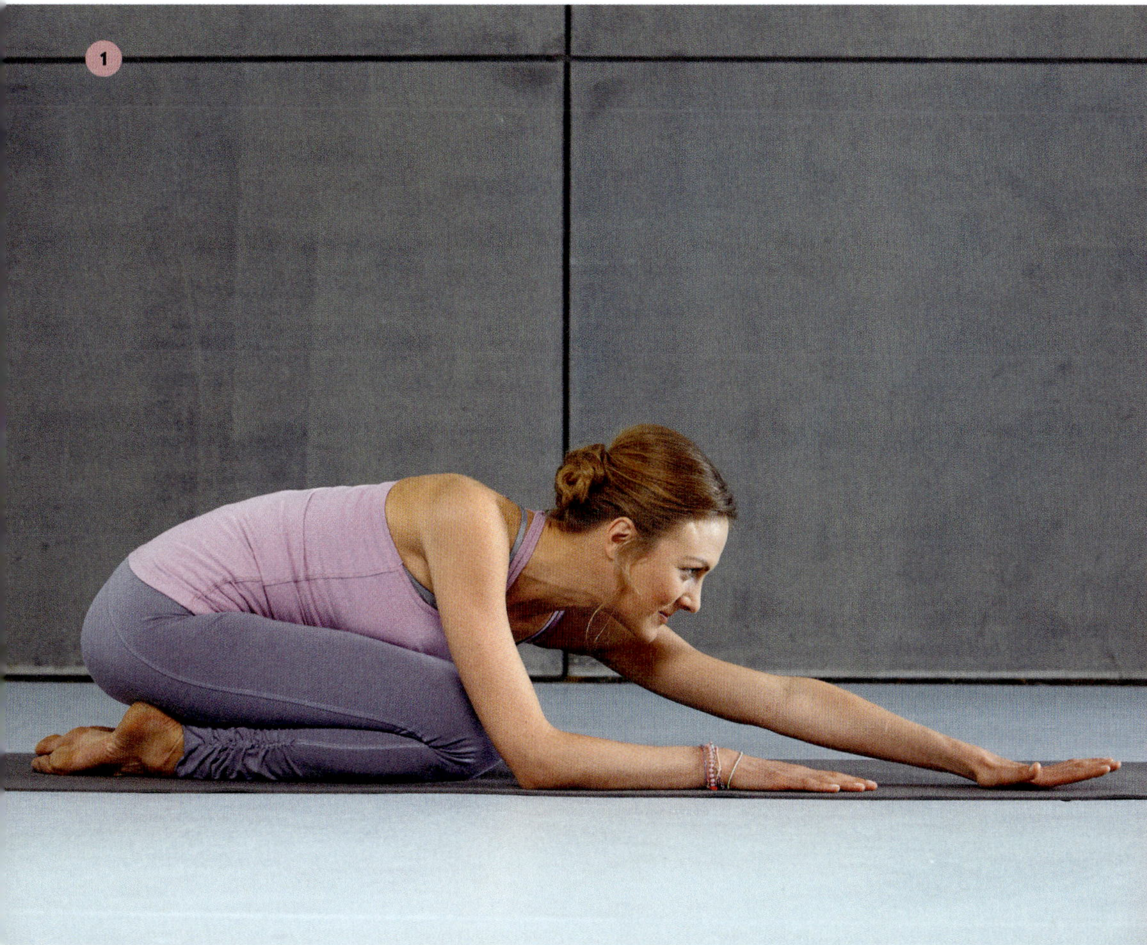
1

DIE KATZE MACHT EINEN BUCKEL UND STRECKT IHR BEIN

1 Kommen Sie in den Vierfüßlerstand. Stellen Sie die Knie unter die Hüftgelenke und die Handgelenke unter die Schultergelenke, sodass Oberschenkel und Arme parallel stehen.
2 Führen Sie ausatmend die Stirn und das rechte Knie aufeinander zu. Machen Sie einen schönen runden Katzenbuckel und schauen Sie Richtung Nabel. (1)
3 Strecken Sie einatmend das rechte Bein weit nach hinten und oben, heben Sie Brustkorb und Kopf und schauen Sie nach vorn und oben. Die Arme bleiben gestreckt und beide Hüften auf einer Höhe. (2)
4 Wiederholen Sie die Abfolge »Buckel und Beinstrecken« einige Male in Ihrem Atemrhythmus mit dem rechten Bein – und nach einer kurzen Pause mit dem linken Bein.

Wirkung

+ Durch den steten Wechsel von Vor- und Rückbeuge wird die Wirbelsäule gut durchbewegt.
+ Die Übung mobilisiert die Schulter- und Hüftgelenke.
+ Sie dehnt die Vorder- und Rückseite des Rumpfes.
+ Die Atmung vertieft sich.

Tipps

Achten Sie darauf, dass Ihr Atem Sie führt und dass Sie Ihren Blick immer im Sinne der Bewegung im Wechsel nach innen und außen lenken.
Wenn Sie sich wegen empfindlicher Handgelenke nicht gut mit abgewinkelten Händen aufstützen können, dann ballen Sie die Hände zu Fäusten und stützen sich auf die Fingergrundglieder.

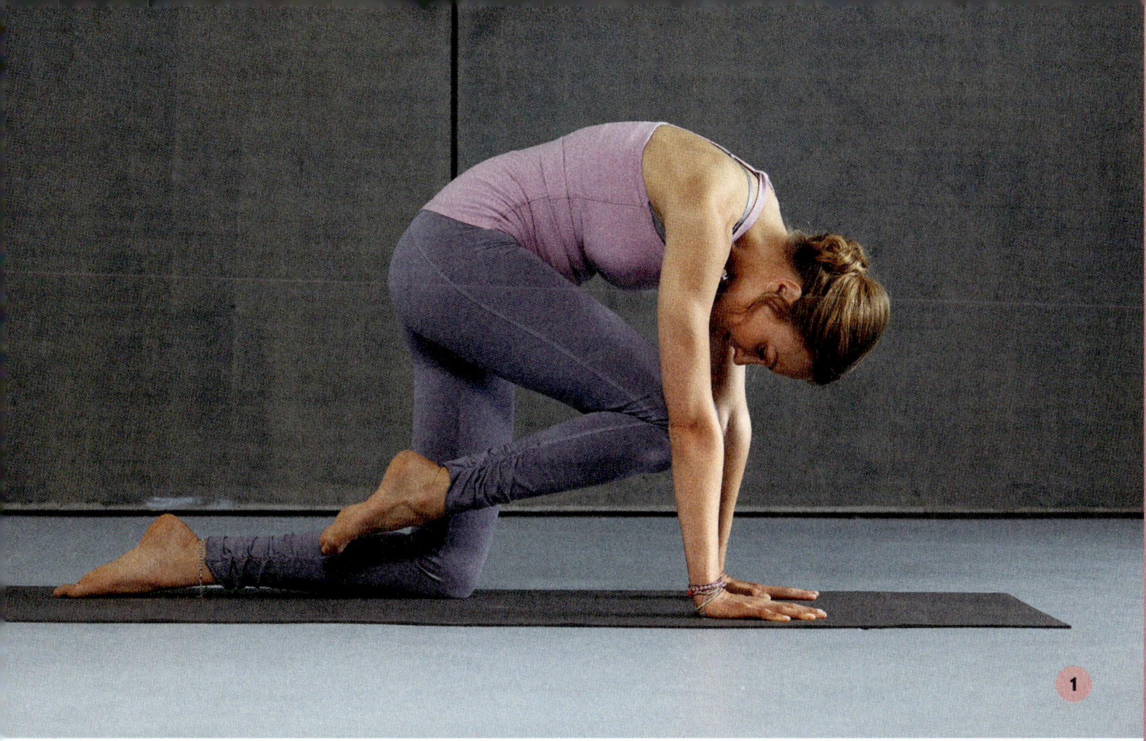
1

2
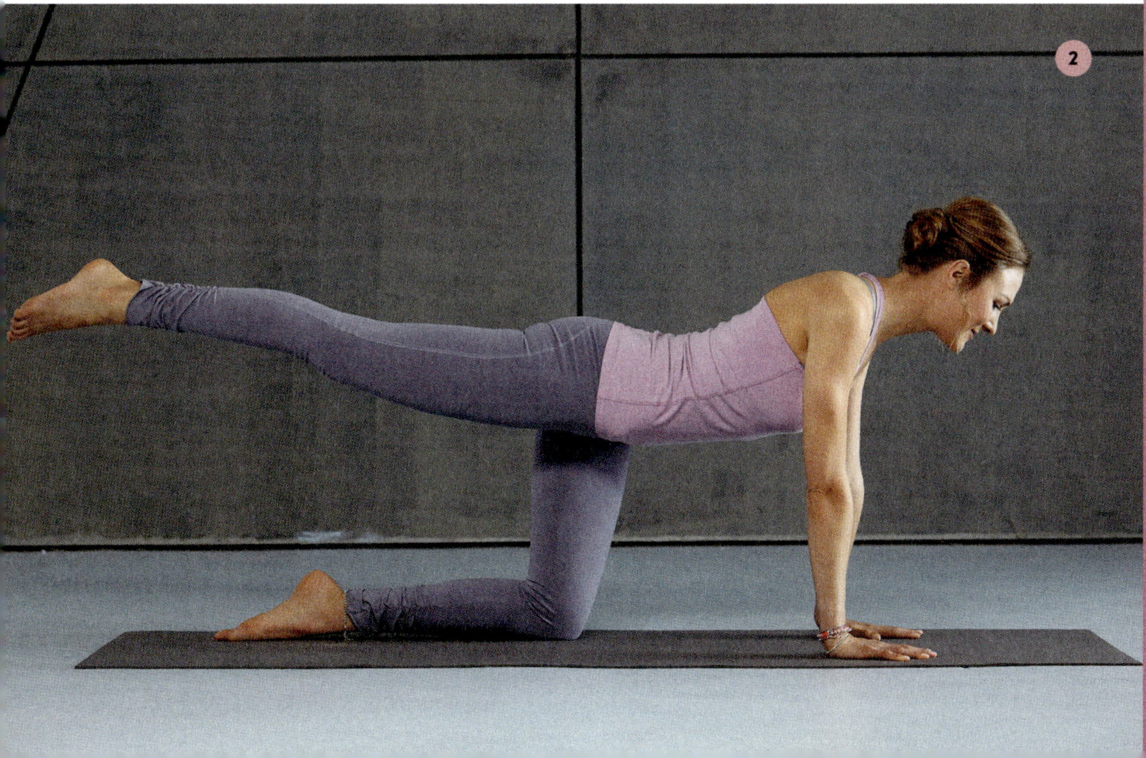

SICH GANZ IN SICH ZURÜCKZIEHEN

1 Nachdem Sie die Bewegung der Katze beendet haben, lassen Sie aus dem Vierfüßlerstand das Becken nach hinten zu den Fersen sinken.
2 Legen Sie die Stirn vor sich auf den Boden oder – wenn dieser zu weit weg ist – auf ein Kissen. (1)
3 Legen Sie die Arme neben dem Kopf oder bequem neben dem Körper ab. Sie können alternativ auch die Hände übereinanderlegen und dann die Stirn auf dem oberen Handrücken ablegen.
4 Ziehen Sie sich mit allen Ihren Sinnen in sich zurück und ruhen Sie so für einige Atemzüge.

Wirkung

+ Diese Übung fördert Ruhe und Innehalten.
+ Sie vertieft die Atmung.

Genießen Sie es, ganz bei sich anzukommen.

Tipp

Im Alltag ist es nicht immer möglich, auf dem Boden in die Kindhaltung zu kommen. Sie können sich aber meist auf einem Stuhl mit einem (Schreib-) Tisch vor sich auf ähnliche Weise vorbeugen und sich in sich zurückziehen. Die Körperhaltung hilft Ihrem Nervensystem zu verstehen, dass Sie ihm eine kurze Auszeit schenken.

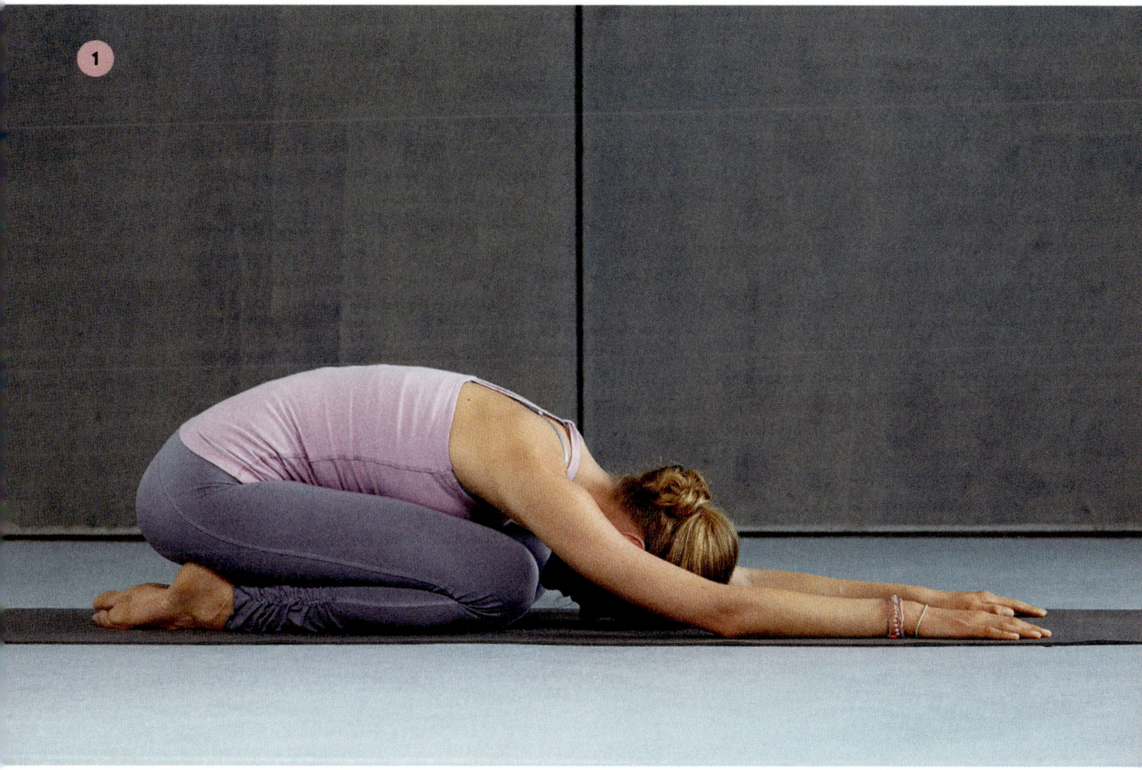
1

DIE BEINE ENTSTAUEN

1. Kommen Sie in den Vierfüßlerstand und setzen Sie die Unterarme auf dem Boden auf.
2. Heben Sie mal das eine, mal das andere Bein entspannt nach schräg hinten. Schütteln Sie das Bein locker nach oben aus – wie eine Katze, die Wasser von ihrer Pfote schüttelt. Achten Sie darauf, dass Ihr Fuß ganz weich und entspannt ist. (1)
3. Wiederholen Sie das einige Male.
4. Spüren Sie in der Bauchlage oder, wenn es angenehmer für Sie ist, in der Rückenlage nach.

Wirkung

+ Die Bewegung fördert den Rückfluss des venösen Blutes zum Herzen und entstaut auf diese Weise Beine und Becken.

Tipp

Achtung: Schütteln Sie Ihre Beine nicht, wenn bei Ihnen eine Neigung zu Thrombosen besteht!
Wenn Sie im Alltag das Gefühl haben, dass sich Flüssigkeit rund um Ihre Knöchel staut, reicht es oft schon, jeweils ein Bein zu heben und den Fuß im Fußgelenk etwas kreisen zu lassen oder ihn mehrmals wegzustrecken und wieder heranzuziehen (umgangssprachlich »Venenpumpe« genannt).

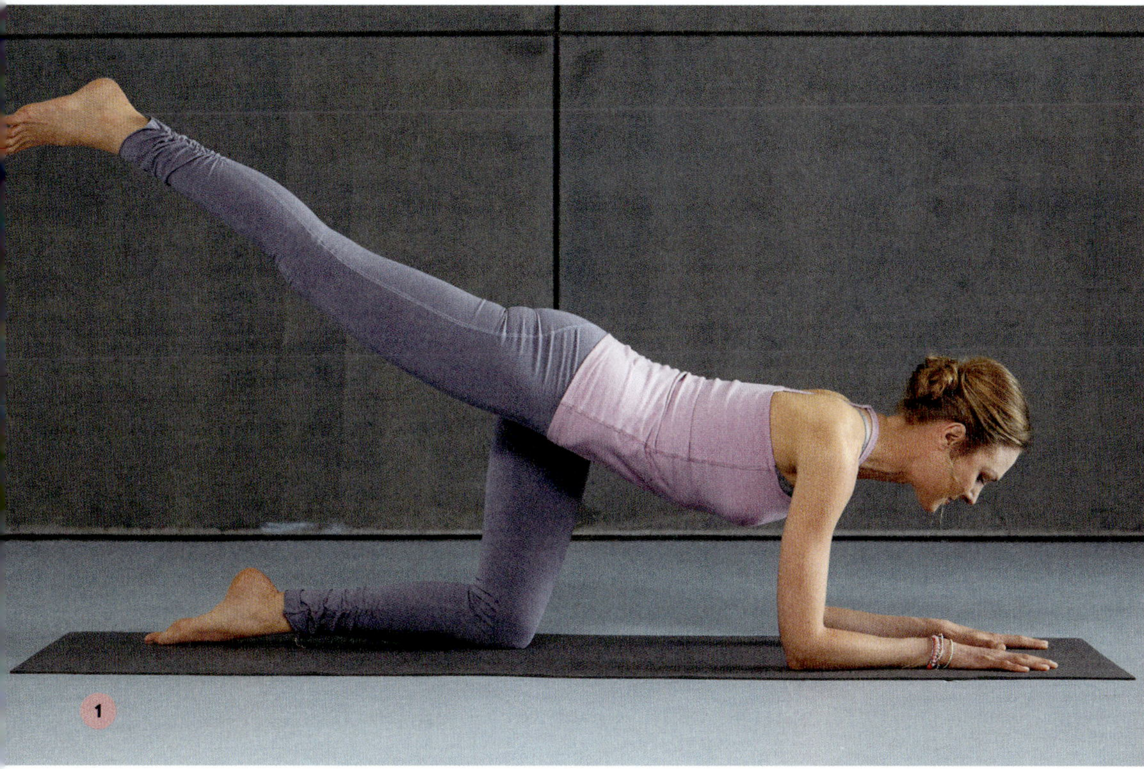

1

DEN RÜCKEN BELEBEN UND KRÄFTIGEN

1 Kommen Sie in die Bauchlage. Legen Sie die Stirn auf den rechten Handrücken und strecken Sie den linken Arm in Verlängerung des Körpers aus. Atmen Sie aus und spannen Sie den Schließmuskel des Afters ein wenig an.
2 Dehnen Sie sich über die ganze Diagonale »linker Arm – rechtes Bein« und heben Sie einatmend Arm, Bein und Kopf. Drücken Sie sich dabei mit dem rechten Unterarm und dem linken Oberschenkel vom Boden weg. (1)
3 Kehren Sie ausatmend zum Boden zurück. Entspannen Sie den Afterschließmuskel. Atmen Sie ein, wieder aus und spannen Sie ihn dabei erneut an. Wiederholen Sie die Bewegung in derselben Diagonale 3- bis 4-mal.
4 Spüren Sie einige Atemzüge in der Bauchlage nach, bevor Sie die Übung 4- bis 5-mal mit der Diagonalen »rechter Arm – linkes Bein« wiederholen.

Wirkung

+ Die Übung kräftigt die Rücken-, Schulter- und Gesäßmuskulatur.
+ Sie dehnt die Leisten und den Brustraum und verbessert die aufrechte Haltung.
+ Der Atem vertieft sich.

Tipps

Üben Sie sehr behutsam, wenn Sie sich im unteren Rücken sehr angespannt oder angestrengt fühlen, das heißt, heben Sie Arm und Bein nur wenig.
Winkeln Sie den angehobenen Arm etwas an, falls Ihr Schultergelenk schmerzt.
Wenn Sie sehr dünn sind, legen Sie sich eine Decke unter das Becken.

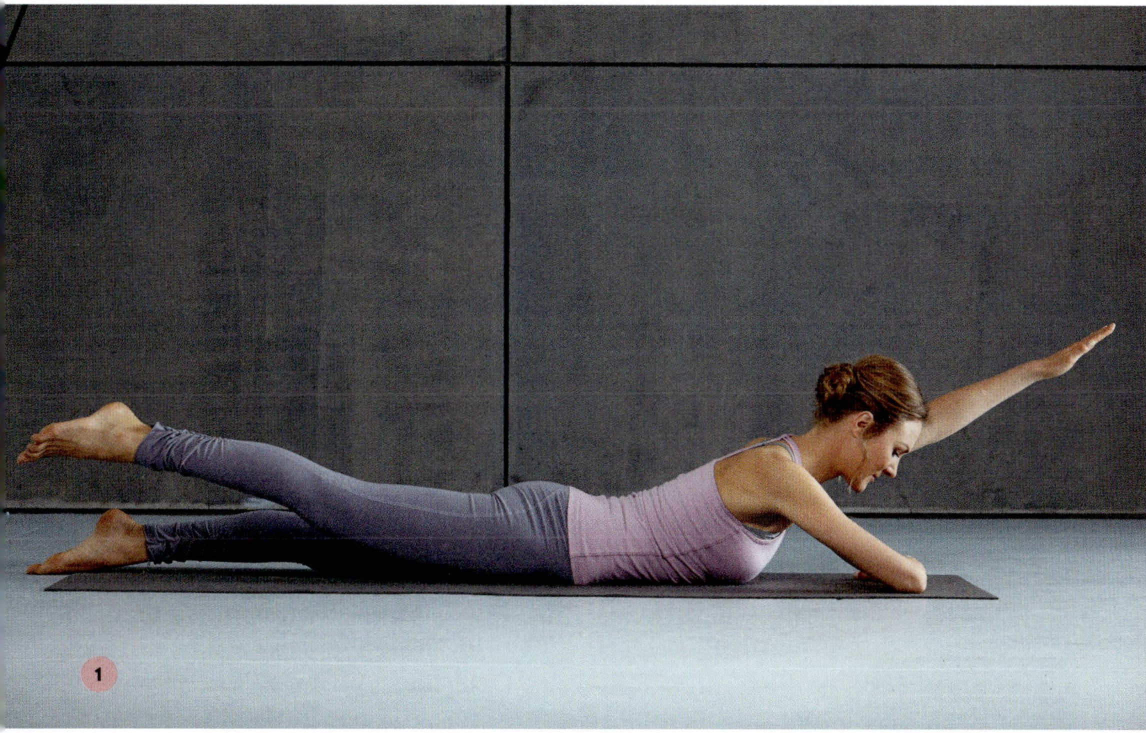
1

DIE KROKODILÜBUNG

1 Kommen Sie in die Rückenlage. Breiten Sie beide Arme in Schulterhöhe seitlich aus, die Handflächen zeigen nach unten. Beugen Sie die Beine und führen Sie eines nach dem anderen zum Bauch.

2 Ziehen Sie ausatmend beide Beine dicht an den Leib.

3 Führen Sie die Beine einatmend um etwa 40 Grad nach links und strecken Sie sie etwas in den Kniegelenken. Achten Sie darauf, dass die Oberschenkel möglichst dicht am Bauch bleiben und dass die rechte Schulter den Boden nicht verlässt. (1)

4 Beugen Sie ausatmend die Beine wieder an und führen Sie sie zur Mitte zurück. Bringen Sie sie einatmend nach rechts und ausatmend wieder zur Mitte.

5 Fahren Sie damit im Rhythmus Ihres Atems fort. Führen Sie Ihre Beine nur so weit zur Seite beziehungsweise strecken Sie sie nur so weit, dass Sie im Nacken entspannt bleiben können. Drehen Sie eventuell den Kopf in die Gegenrichtung, wenn sich das angenehmer für Ihren Nacken anfühlt.

6 Spüren Sie anschließend eine kleine Weile mit aufgestellten Beinen im Bauchraum nach.

Wirkung

+ Die Übung kräftigt die Muskeln, die die Bauchdecke bilden.
+ Sie dehnt die oft verspannte Muskulatur an der Rückseite der Taille.
+ Auch die Brustmuskulatur wird gedehnt.
+ Sie belebt die Atmung durch die Mobilisierung des unteren Brustkorbs.

Tipps

Falls die beschriebene Atemführung für Sie nicht passt oder wenn Sie unter erhöhtem Blutdruck leiden, führen Sie die Beine ausatmend zur Seite und einatmend zurück zur Mitte.
Achten Sie darauf, dass Ihr unterer Rücken lang bleibt, wenn Sie die Beine zur Seite bringen.

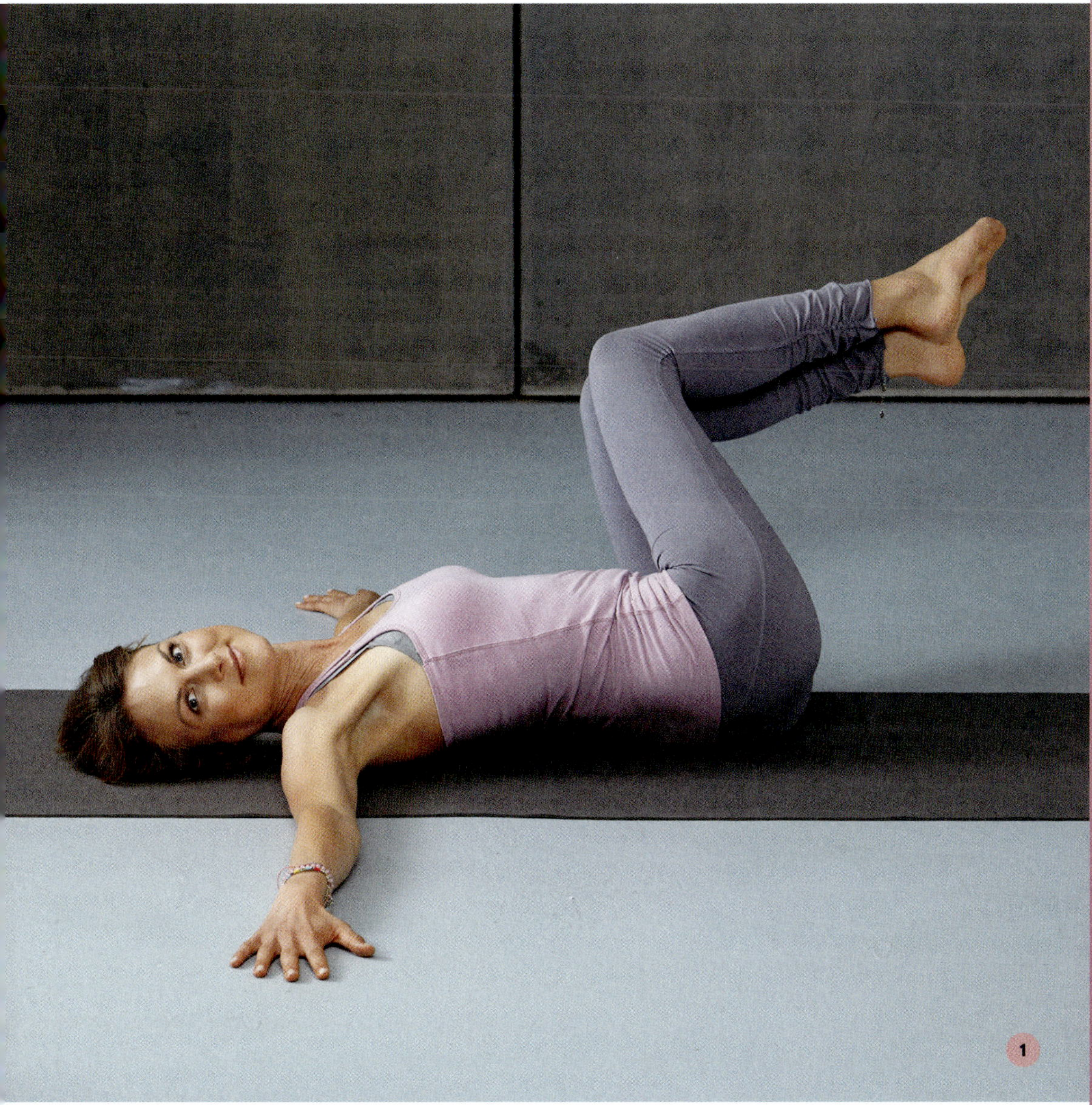
1

DER DREHSITZ

1 Kommen Sie hoch in den Langsitz. Ziehen Sie mit den Händen beide Gesäßhälften nacheinander nach hinten und außen. Stellen Sie das rechte Bein angebeugt auf.

2 Legen Sie die Hände um das rechte Knie und dehnen Sie sich aus der Wirbelsäule einatmend nach oben. Dann drehen Sie sich ausatmend nach rechts.

3 Drücken Sie einatmend mit der Außenseite des linken Ellenbogens gegen die Außenseite des rechten Knies und stellen Sie die rechte Hand hinter dem Gesäß auf. Entspannen Sie Ihre Schultern und verweilen Sie einige ruhige, tiefe Atemzüge lang in dieser Haltung. (1)

4 Kehren Sie dann zur Mitte zurück und lassen Sie das rechte Bein ausgleiten. Stellen Sie das linke Bein angebeugt auf und wiederholen Sie die Übung nun nach links gedreht. Verweilen Sie auch in dieser Drehung einige Atemzüge.

5 Wenn Sie zur Mitte zurückgekehrt sind, stellen Sie beide Beine angebeugt auf, umarmen sie und lassen den Kopf zu den Knien sinken. (2)

6 Verweilen Sie etwas in dieser sanften Dehnung des Rückens.

Wirkung

+ Der Drehsitz belebt den Brustkorb und vertieft die Atmung.
+ Er regt die Organe des Oberbauchs an.
+ Und er kräftigt die Aufrichtemuskulatur.

Tipp

Wenn Sie Mühe haben, sich im Langsitz aufzurichten, dann legen Sie sich ein flaches Kissen oder eine Decke keilförmig unters Gesäß.

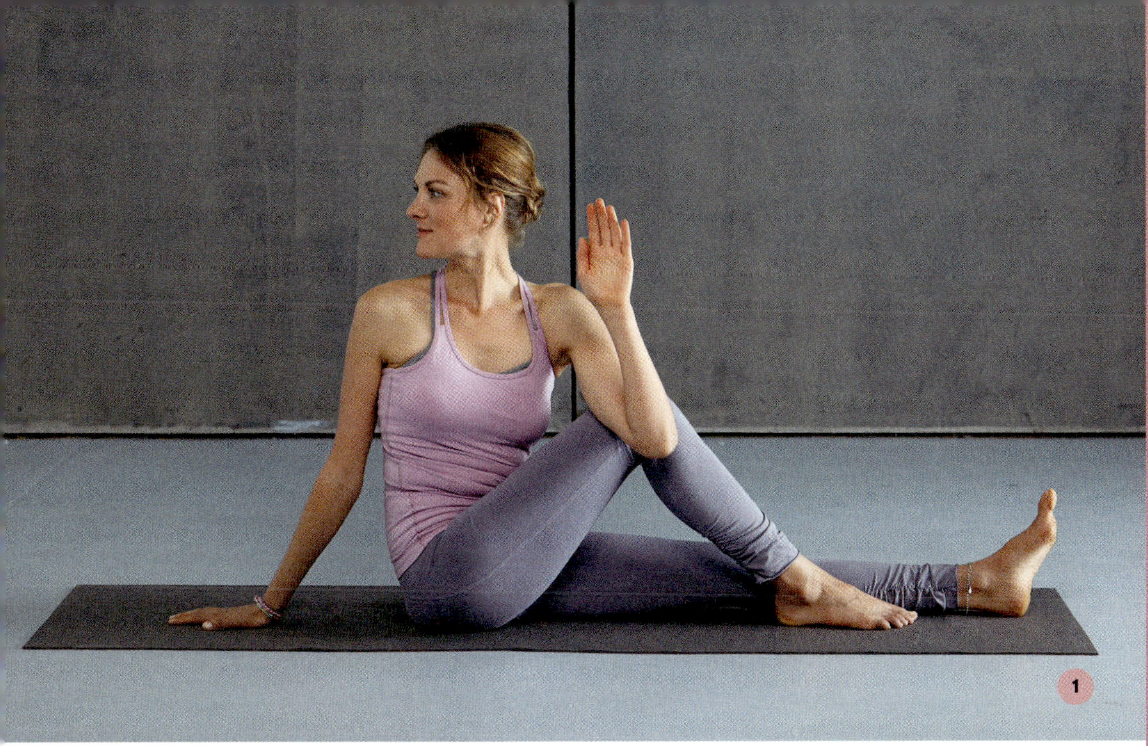
1

2
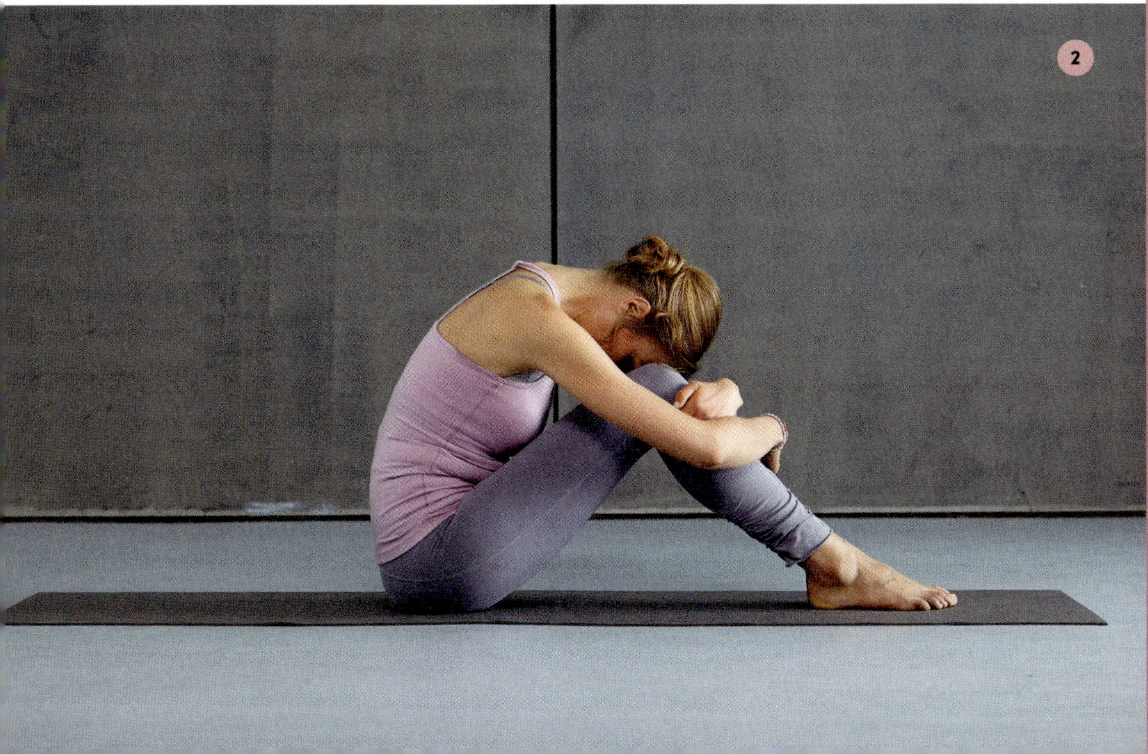

DIE ENERGIE WIEDER FLIESSEN LASSEN

1 Kommen Sie in die Rückenlage. Stellen Sie das linke Bein angebeugt auf und legen Sie den linken Arm so in die Verlängerung des Körpers, dass die Haltung für Ihre Schulter bequem ist. Legen Sie die rechte Hand entspannt auf Ihre Bauchdecke. (1)

2 Gehen Sie in der Vorstellung einatmend von den Fingerspitzen der linken Hand über den Arm und den Brustkorb bis zum Nabel. Führen Sie den Ausatem über den Unterleib und das rechte Bein bis über die Zehenspitzen hinaus.

3 Atmen Sie ein über das rechte Bein und aus über den linken Arm, ein über den linken Arm und aus über das rechte Bein. Wiederholen Sie dies einige Male.

4 Spüren Sie einige Atemzüge in der Rückenlage nach. Wechseln Sie dann die Diagonale (linkes Bein – rechter Arm) und wiederholen Sie die Atemlenkung mehrere Male.

Wirkung

+ Diese Übung regt den gesamten Energiefluss an.
+ Gestaute Energie kann abfließen (Entspannung), energiearme, müde Körperbereiche laden sich auf (Erfrischung).
+ Die Energielenkung beruhigt und sammelt den Geist.

Tipps

Die Yogis sagen: Dorthin, wo der Geist sich im Körper bewegt, geht auch die Lebensenergie Prana hin. Wandert der Geist entlang bestimmter Bahnen im Körper, kommt dort die Energie mehr in Fluss.
Sie können die Energielenkung auch im Stehen üben, dann ist es zusätzlich eine Gleichgewichtsübung. Oder Sie üben nur über eine Seite (rechter Arm – rechtes Bein).

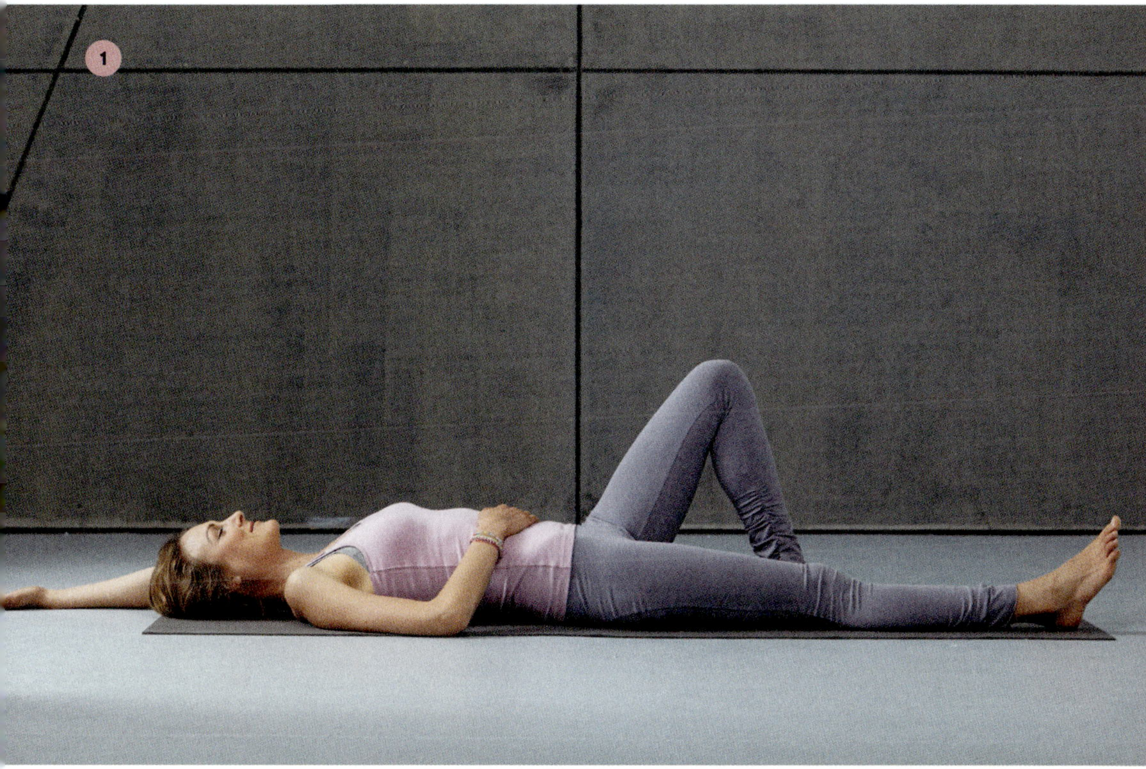
1

Die Wirbelsäule aufatmen lassen

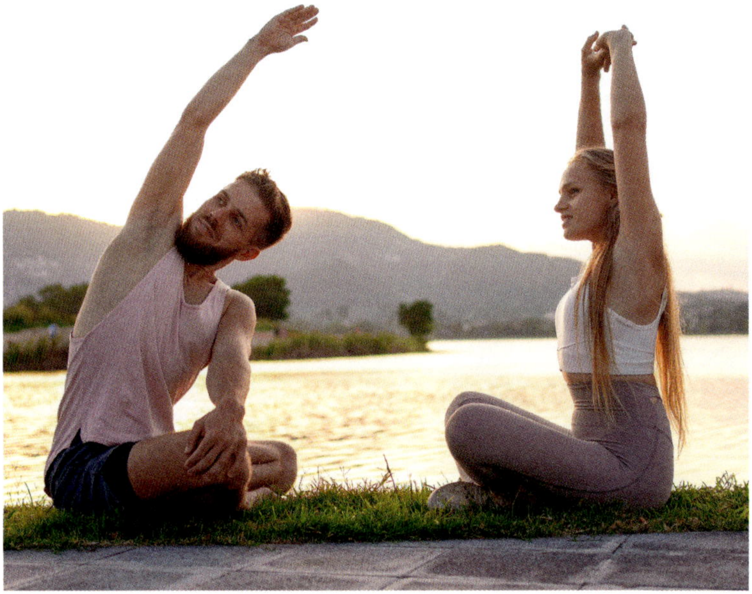

Wenn Ihr Alltag es mit sich bringt, dass Sie viel sitzen oder viel stehen müssen, dann werden Ihnen die Übungen dieser Routine helfen, vor allem Ihre Wirbelsäule zu entlasten und in den Beinen gestautes Blut zurückfließen zu lassen. Sehr wohltuend am Abend.

Wenn Sie den ganzen Tag sitzen

Eigentlich ist stundenlanges Sitzen vollkommen gegen unsere Natur, denn wir tragen in unserem Körper noch immer die Veranlagung unserer Urahnen, die Jäger und Sammler waren. Das bedeutet, dass nichts für uns besser ist als ein (geruhsames) Leben mit viel Bewegung, viel körperlicher Aktivität und kurzen Abschnitten im Sitzen – also unvereinbar mit einem normalen Büroalltag. Wenn wir nicht genügend laufen und unserem Körper ausgleichende Bewegungen anbieten, wird er krank. Davon zeugt die Tatsache, dass Rückenschmerzen zur Volkskrankheit werden konnten.

Bewegung! Wann immer es zwischendurch möglich ist!

IST VIEL STEHEN BESSER?

Wenn Sie den ganzen Tag stehen, könnte man meinen, dass Sie es besser haben – denn Sie sitzen ja wenigstens nicht. Aber bei uns modernen Menschen ist das Stehen und Gehen im Beruf in der Regel nicht mit ausreichend anderer körperlicher Aktivität verbunden. So leiden auch die Wirbelsäulen der Menschen mit Stehberufen unter der einseitigen Belastung (zum Beispiel durch ständiges Vorbeugen). Wie bei den Vielsitzern staut sich auch bei den Vielstehern oft im Laufe des Tages das Blut in den Venen, sodass die Beine abends schwer und müde sind. Ab jetzt aber werden Sie Ihrem Körper helfen, diesen Belastungen entgegenzuwirken. Die Abendroutine der folgenden Seiten ist perfekt dafür geeignet. Bauen Sie sie in Ihren Alltag ein und erleben Sie schon bald, wie wohltuend sie sich auf Ihren Körper auswirkt.

Hilfe für den Rücken

Wann immer es Ihnen im Laufe des Tages möglich ist: Stehen Sie auf und erledigen Sie einiges im Stehen oder Umhergehen (Telefonate zum Beispiel). Wenn Sie vor allem stehen müssen, versuchen Sie ab und zu, einen Fuß etwas höher zu stellen. Damit entlasten Sie sofort Ihre Wirbelsäule.

Rekeln und dehnen Sie sich so oft wie möglich: wenn Sie ein Fenster öffnen, wenn Sie duschen, wenn Sie in den Mantel schlüpfen oder einfach so zwischendurch …

Erledigen Sie möglichst viel zu Fuß und machen Sie jeden Tag einen Spaziergang, und sei er auch noch so kurz. Das versorgt Sie mit frischem Sauerstoff und entspannt!

Abendroutine 2

Geben Sie Ihrem Rücken eine wohltuende Yogaeinheit, mit der er sich vom Tag erholen und wieder ganz lang machen kann.

RÜCKENLAGE

1. Kommen Sie auf Ihrer weichen Yogamatte oder Decke in die Rückenlage. Achten Sie darauf, dass Sie für die anschließende Übung ausreichend Platz hinter sich und um sich herum haben. Schließen Sie die Augen und kommen Sie zur Ruhe. (1)
2. Geben Sie das Gewicht Ihres Körpers an den Boden ab und spüren Sie, wie der Boden Sie trägt.
3. Werden Sie sich bewusst, in welcher körperlichen Verfassung Sie dieser Tag zurückgelassen hat. Beobachten Sie, wo im Körper Sie sich angespannt, wo Sie sich müde und wo Sie sich wohlfühlen.
4. Lauschen Sie in sich hinein, wo Ihr Körper gedehnt und bewegt werden möchte. In der folgenden Übung können Sie dem dann genüsslich nachgehen.

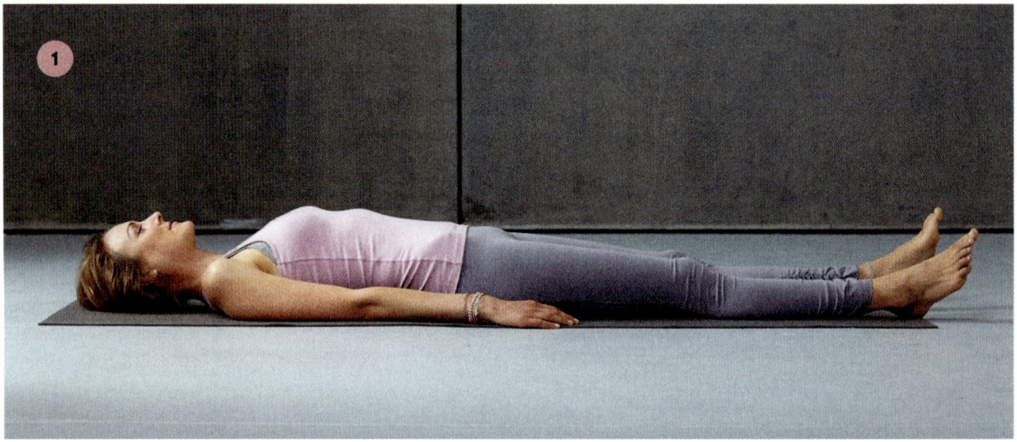

STRECKEN UND DEHNEN

1 Beginnen Sie behutsam, sich zu recken, zu strecken und zu rekeln. Werden Sie ganz lang, ganz breit, drehen Sie sich, sodass Sie sich auch in die Diagonale dehnen. Strecken Sie die Beine nach oben und dehnen Sie sich auch kraftvoll über die Fersen. Lassen Sie all die Bewegungen entstehen, die Ihrem Körper guttun und die Ihnen Freude bereiten. (1)

2 Lassen Sie Atem und Stimme frei und machen Sie all die wohligen Geräusche, die aus Ihnen aufsteigen. Wenn ein Gähnen entsteht, dann lassen Sie es zu und reißen Sie wohlig wie eine Löwin oder ein Tiger Ihren Mund auf.

3 Dehnen und rekeln Sie sich so lange, bis Sie wirklich genug haben und Ihr Körper wieder still liegen möchte.

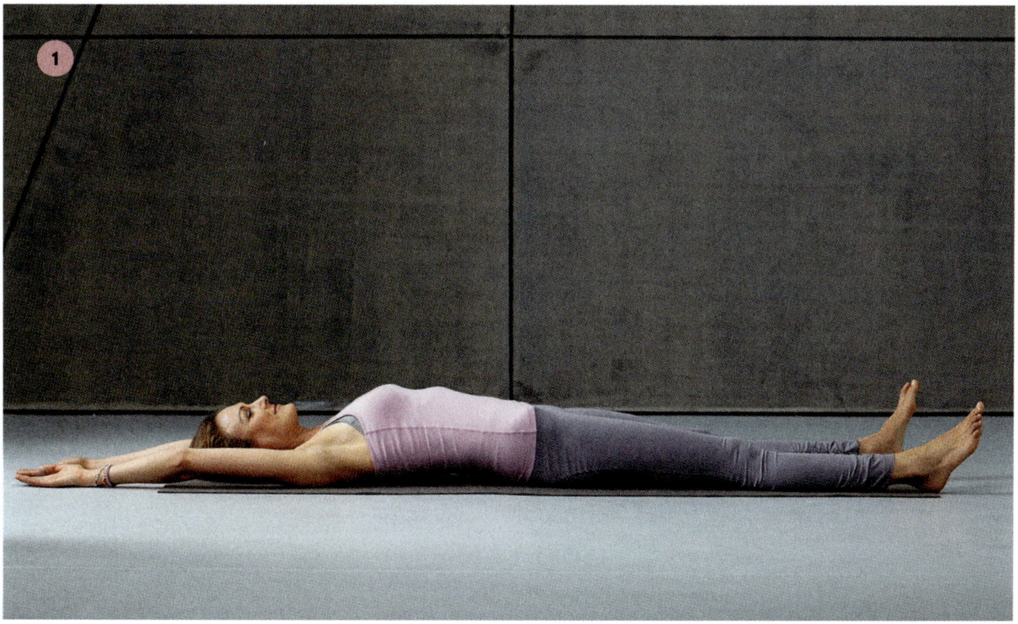

DIE BEINE ENTSTAUEN

1 Stellen Sie in der Rückenlage die Beine angebeugt auf.
2 Strecken Sie das linke Bein in Richtung Decke. Strecken Sie ausatmend die Fußspitze nach oben (1) und dehnen Sie einatmend die Ferse in den Raum. (2)
3 Wiederholen Sie diese Bewegung mehrere Male.
4 Lassen Sie dann den Fuß einige Male im Fußgelenk kreisen – im Uhrzeigersinn und gegen den Uhrzeigersinn.
5 Stellen Sie den linken Fuß zurück zum Boden, lassen Sie die Beine ausgleiten und vergleichen Sie in der Rückenlage, wie unterschiedlich sich beide Beine jetzt anfühlen.
6 Stellen Sie die Beine dann wieder auf und wiederholen Sie die Übung genauso mit dem rechten Bein.
7 Heben Sie zum Abschluss der Übung beide Beine und schütteln Sie sie sanft und ausgiebig. Wenn Sie mögen, können Sie gleichzeitig auch Ihre Arme in Richtung Decken heben und ebenso sanft schütteln.
8 Spüren Sie anschließend in der Rückenlage mit ausgestreckten Beinen nach und werden Sie sich bewusst, wie belebt und gut durchblutet sich Ihre Beine jetzt anfühlen. Ein leichtes Kribbeln zeigt Ihnen, dass Sie die Zellatmung angeregt haben.

Wirkung

+ Die Übung fördert den Rückfluss des venösen Blutstroms und der Lymphe aus den Beinen.
+ Sie wirkt geschwollenen Knöcheln und müden Beinen entgegen.
+ Die Bewegung beugt der Bildung von Krampfadern vor.

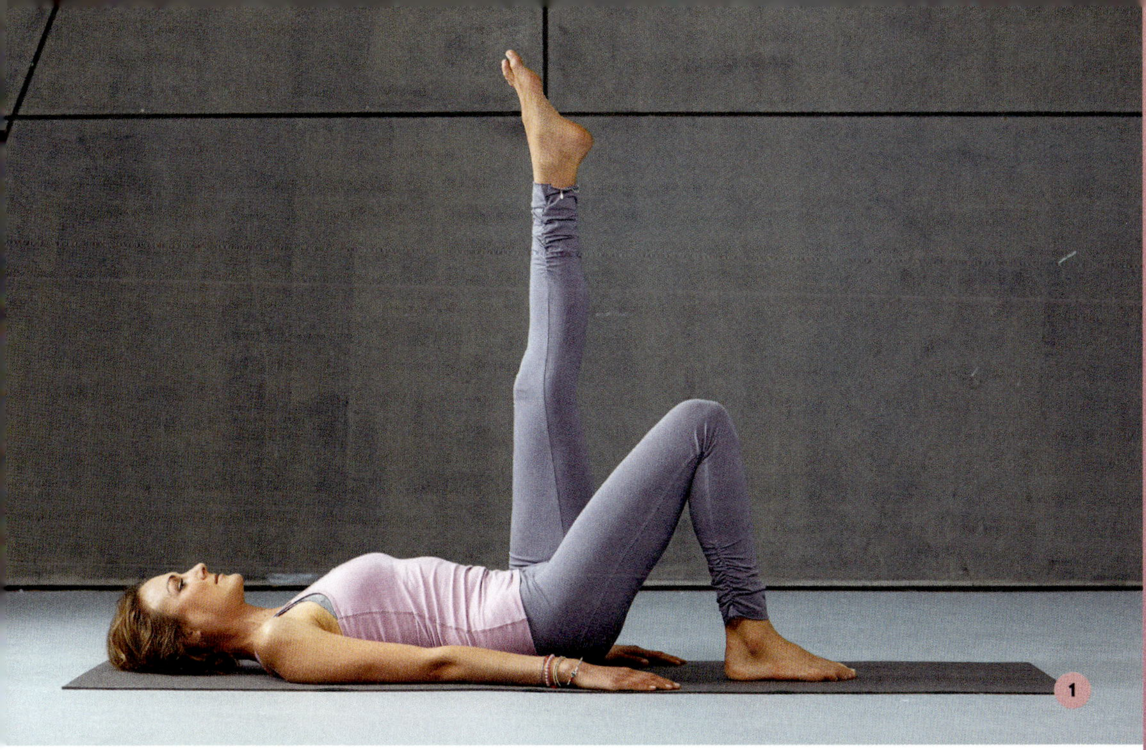
1

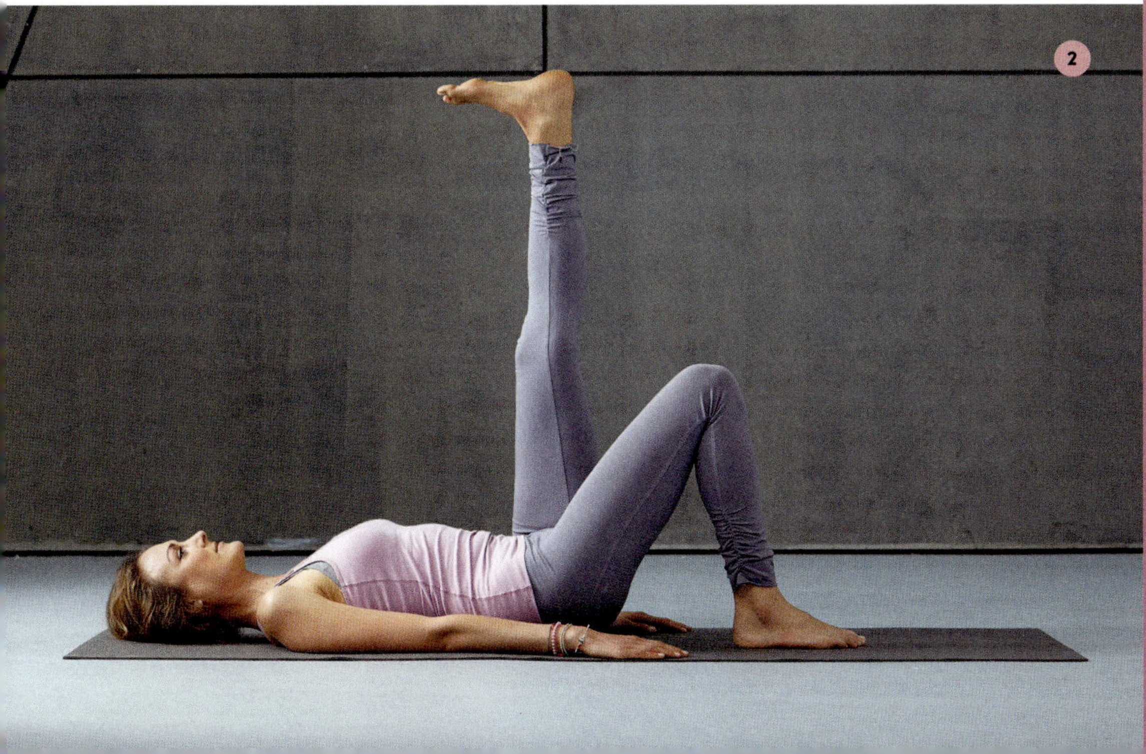
2

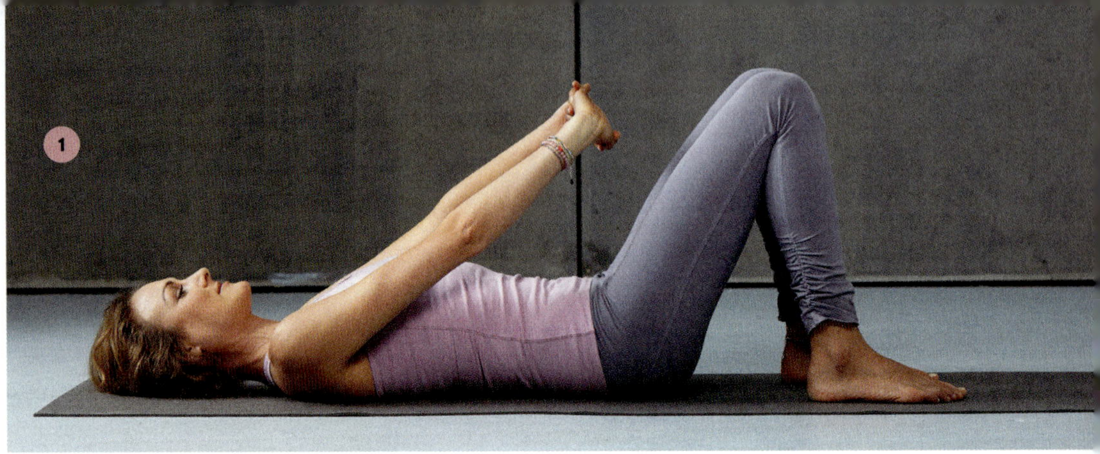

SCHULTERBRÜCKENVARIANTE

1 Ziehen Sie in der Rückenlage die Füße so nah an das Becken heran, dass die Unterschenkel in etwa senkrecht stehen. Die Füße sind parallel und hüftgelenkbreit voneinander entfernt.
2 Falten Sie die Hände, drehen Sie die Handflächen fußwärts. (1)
3 Heben Sie einatmend das Becken und den Rücken und führen Sie die Arme in die Verlängerung des Körpers. Sollten Ihre Arme nicht ganz zum Boden kommen, nutzen Sie das Gewicht Ihrer Arme, um sie allmählich tiefer sinken zu lassen. (2)
4 Lassen Sie ausatmend Rücken und Becken langsam zum Boden abrollen. (3)
5 Atmen Sie ein. Führen Sie ausatmend die Arme zurück in die Ausgangshaltung.
6 Wiederholen Sie diesen Bewegungsablauf einige Male in Ihrem Atemrhythmus.

Wirkung

+ Die Übung weitet den Brustraum und dehnt die verkürzte Muskulatur an der Brust, in den Achseln und an den Innenseiten der Arme.
+ Sie kräftigt den Rücken.
+ Sie fördert den Rückfluss von gestautem Blut aus dem Becken zum Herzen.

Tipp

Wenn Ihnen die Armhaltung mit gefalteten Händen unangenehm ist, dann lösen Sie die Hände.

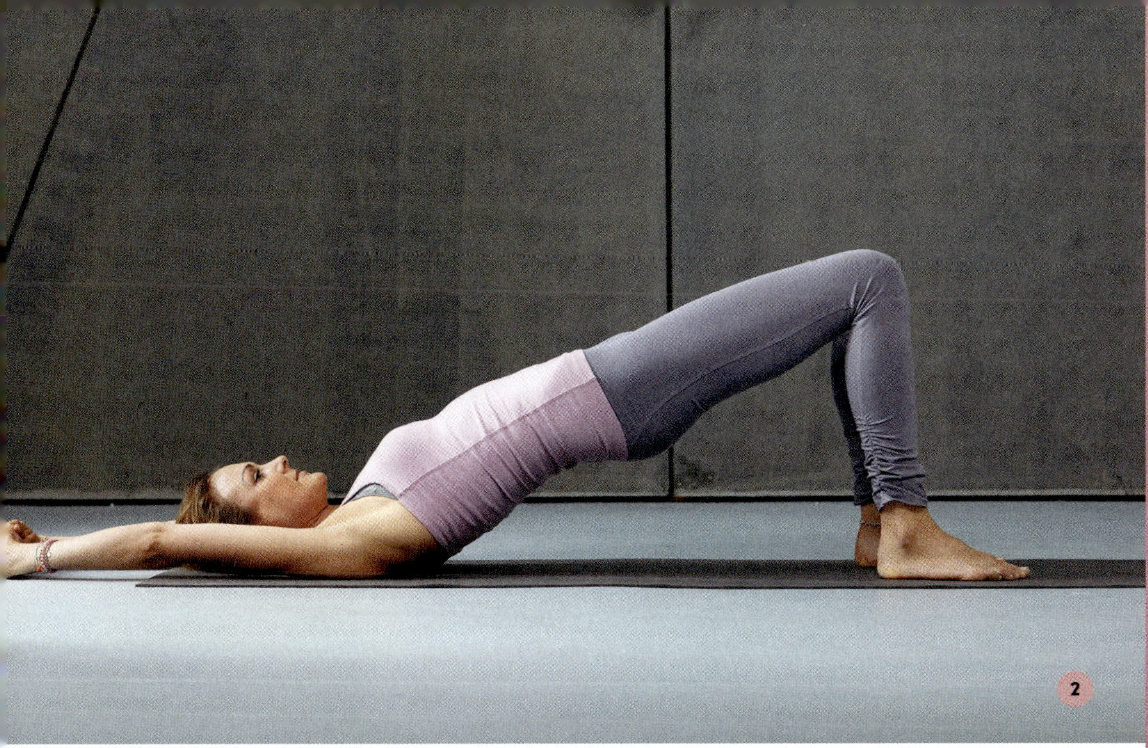
2

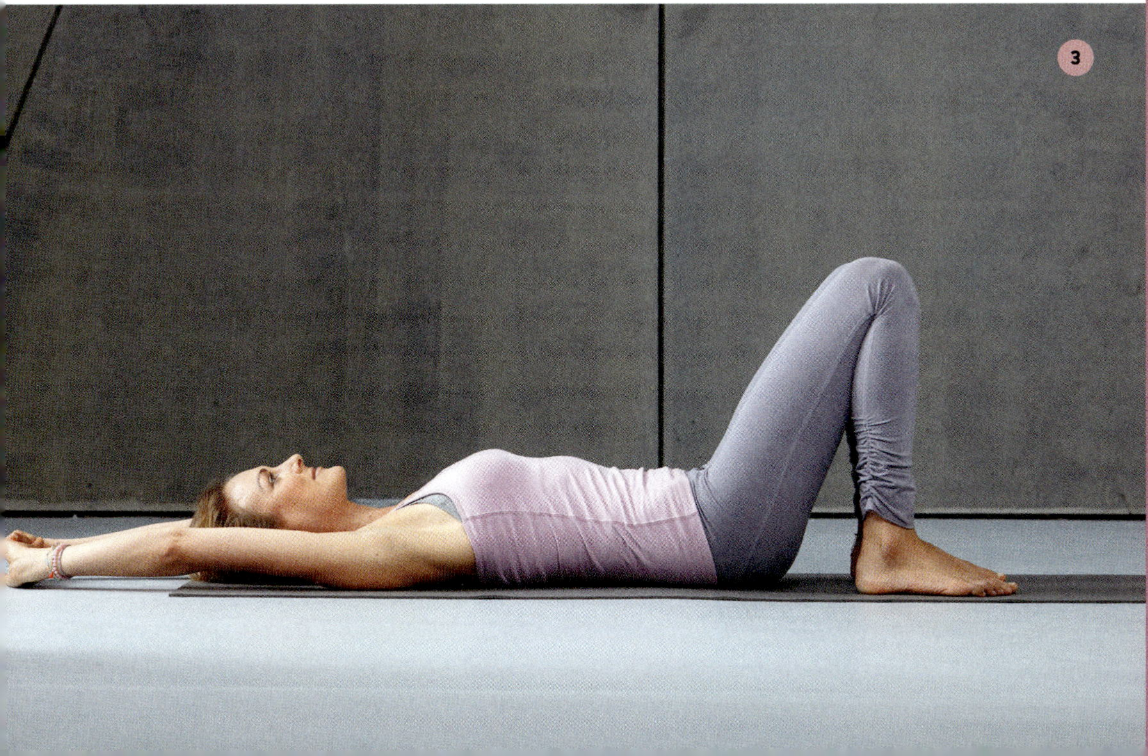
3

BRUST UND SCHULTERGÜRTEL DEHNEN UND ERWÄRMEN

→ *Arme seitlich und oben*

1 Kommen Sie in einen aufrechten Stand oder Sitz Ihrer Wahl. Achten Sie darauf, dass Sie seitlich Platz für die Arme haben.

2 Breiten Sie Ihre Arme seitlich in Schulterhöhe aus, die Handflächen nach unten weisend. Machen Sie vier kleine, federnde Bewegungen nach oben/unten mit vier kleinen federnden Feueratemstößen (siehe Tipp). (1)

3 Heben Sie die Arme hoch – so weit, wie es für Ihre Schultern stimmt –, die Handflächen nach innen. Machen Sie vier kleine, federnde Bewegungen nach innen/außen mit vier kleinen, federnden Feueratemstößen. (2)

4 Fahren Sie damit mindestens eine Minute lang fort: vier Armbewegungen seitlich, vier über dem Kopf. Lassen Sie sich vom Atemrhythmus tragen, sodass der feine, federnde Feueratem die Bewegung unterstützt und führt.

5 Wenn Sie zu ermüden beginnen, halten Sie inne. Entspannen Sie Ihren Atem. Werden Sie sich bewusst, wie warm und durchströmt Sie jetzt Ihren Schultergürtel, Ihre Arme und Hände wahrnehmen.

Wirkung

+ Der Ablauf durchblutet und erwärmt den Schultergürtel und löst tief sitzende Verspannungen.
+ Er intensiviert und stärkt die Atmung und entschlackt und entsäuert die Gewebe.

Tipp

Der Feueratem ist eine reinigende, energetisierende Atemform aus dem Kundalini-Yoga nach Yogi Bhajan. Dabei wird schnell und intensiv durch die Nase ein und ausgeatmet, wobei ein Geräusch wie bei einem Blasebalg entsteht. Diese Atemform unterstützt Sie im dynamischen Üben, sodass Sie länger und mit mehr Leichtigkeit dabeibleiben können.

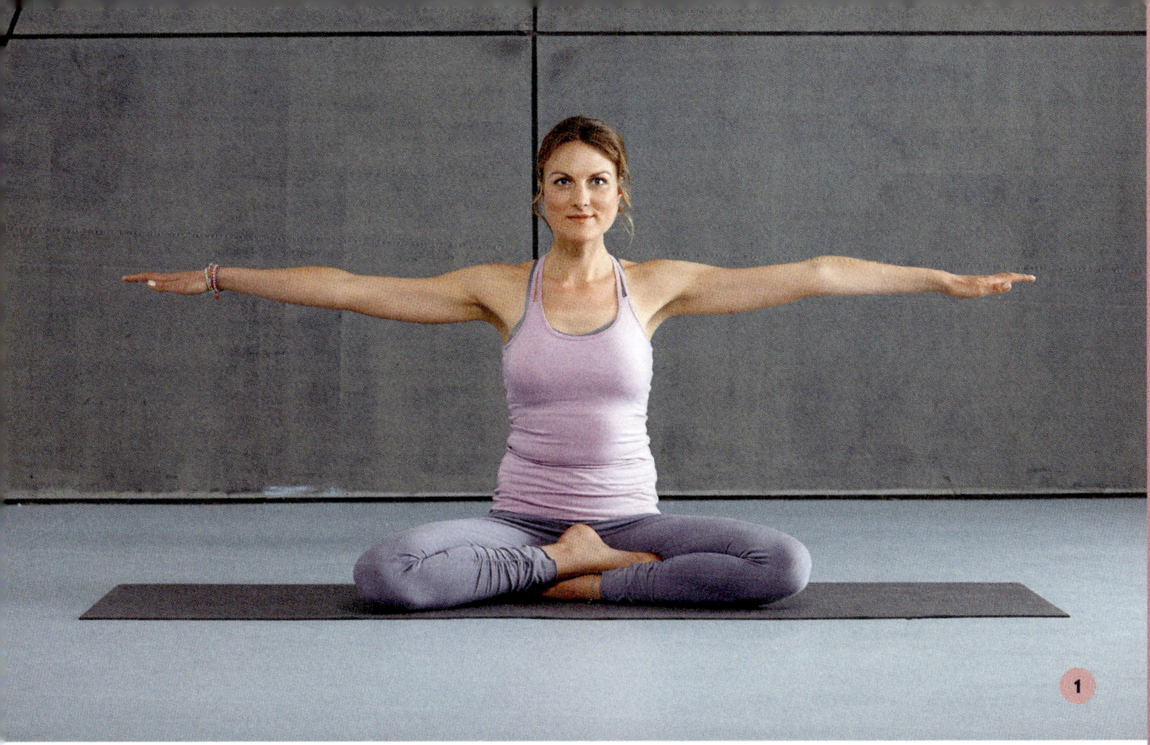
1

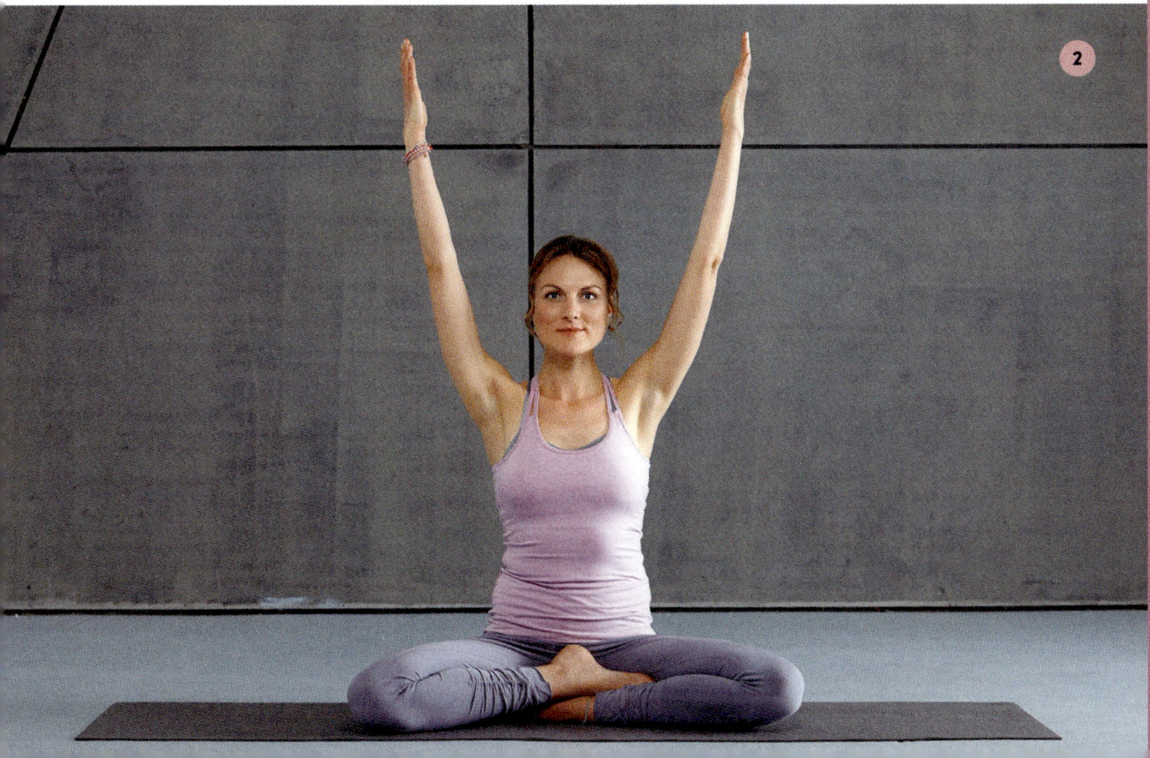
2

→ *Arme nach vorn*

6 Im aufrechten Stand oder Sitz heben Sie die Arme parallel gestreckt etwa schulterhoch nach vorn, Handflächen nach innen. Machen Sie kleine, federnde Bewegungen nach innen/außen mit kleinen, federnden Feueratemstößen. Verbinden Sie Atem und Bewegung, sodass der feine, federnde Feueratem die Bewegung unterstützt und führt. (3)

7 Fahren Sie damit mindestens eine Minute lang fort und lassen Sie sich von Ihrem Atemrhythmus tragen. Spüren Sie, wie Ihre Brustmuskeln aktiv sind und der Raum zwischen Ihren Schulterblättern federnd erweitert wird.

8 Wenn Sie zu ermüden beginnen, halten Sie inne. Entspannen Sie Ihren Atem. Werden Sie sich bewusst, wie warm und durchströmt Sie jetzt Schultergürtel und Brustraum, Arme und Hände wahrnehmen.

→ *Arme nach hinten*

9 Im aufrechten Stand oder Sitz führen Sie Ihre Arme nun gestreckt nach hinten. Halten Sie sie parallel zueinander und dehnen Sie sie über die Fingerspitzen nach hinten. Machen Sie kleine, federnde Bewegungen nach innen/außen mit kleinen, federnden Feueratemstößen. Verbinden Sie Atem und Bewegung, sodass der feine, federnde Feueratem die Bewegung unterstützt und führt. (4)

10 Fahren Sie damit mindestens eine Minute lang fort und lassen Sie sich von Ihrem Atemrhythmus tragen. Spüren Sie, wie nun die Muskeln zwischen Ihren Schulterblättern ganz aktiv sind und wie Ihre Brustmuskeln federnd gedehnt werden.

11 Wenn Sie zu ermüden beginnen, halten Sie inne und entspannen Sie Ihren Atem.

12 Werden Sie sich bewusst, wie warm und durchströmt Sie Ihren Schultergürtel, Ihre Arme und Hände wahrnehmen.

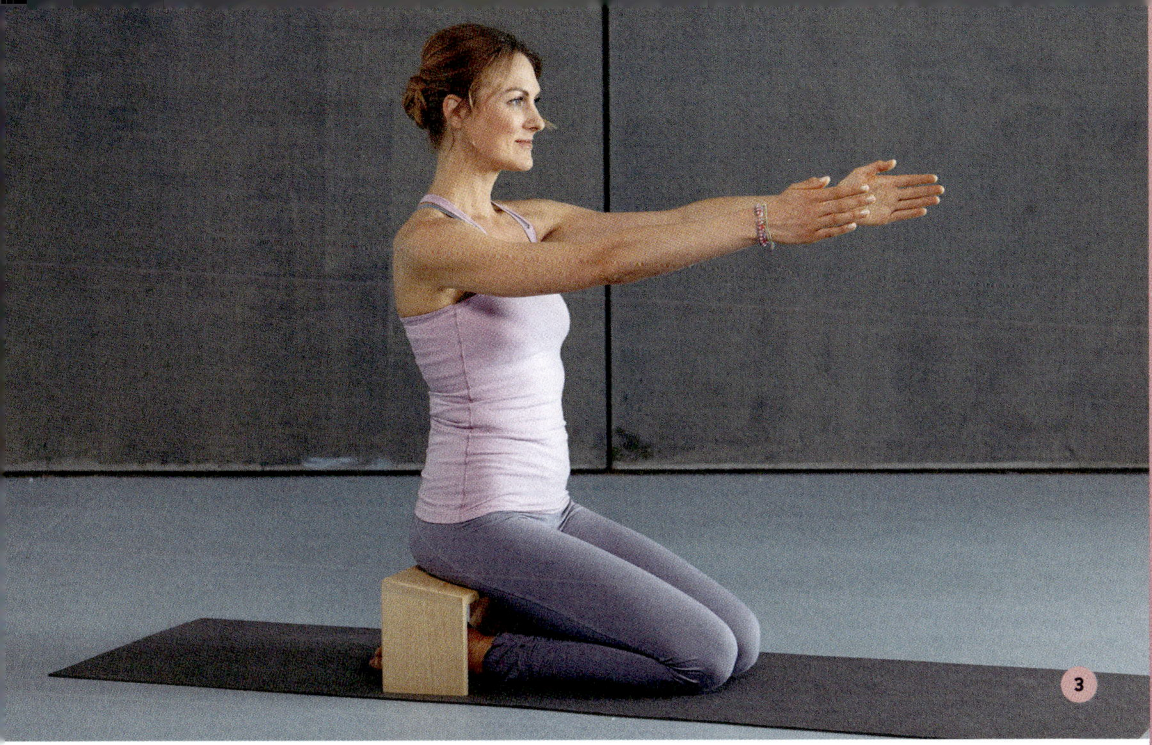
3

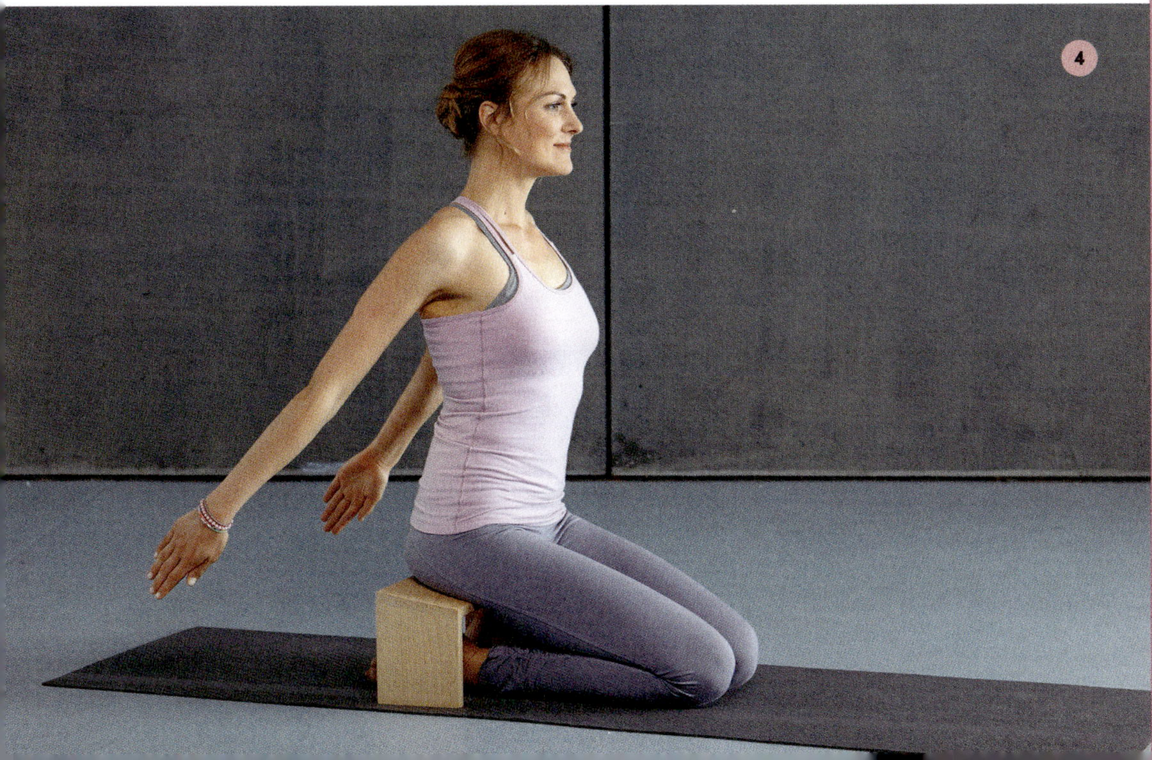
4

Achtfach flexibel

Wir können unsere Wirbelsäule in acht Richtungen bewegen: in die Vorbeuge und Rückbeuge, in die Seitbeugen nach links und rechts, in Drehungen nach links und rechts, und wir können sie auch auseinanderdehnen und in sich zusammenziehen.

DER ALLTAG SCHRÄNKT UNSEREN RÜCKEN EIN

Obwohl uns all diese Bewegungen möglich sind, zwingt uns der Alltag oft dazu, stundenlang in einer dieser Möglichkeiten zu verharren. Und genau diese einseitige, andauernde Belastung im Sitzen oder Stehen ist es, die unseren Bandscheiben und damit unserem Rücken so zu schaffen macht.

Sie tun ihm nach einem solchen Tag einen großen Gefallen mit Bewegungen, die die Druckbelastung der Bandscheiben rhythmisch verändern. So können die Bandscheiben aufatmen, die Muskeln sich wieder entspannen und damit ihren festen Griff auf die Wirbelgelenke lockern – Belastungsschmerzen lassen auf diese Weise nach.

IDEAL FÜR ZWISCHENDURCH

Für den folgenden Bewegungsablauf innerhalb unserer Abendroutine für den Rücken brauchen Sie eigentlich noch nicht einmal Ihre Yogamatte auszurollen. Da Sie weitgehend im Stand bleiben, können Sie die Übung überall machen: auf Reisen, im Hotelzimmer, im Büro, in den Ferien am Strand, auf einem Parkplatz am Rande der Autobahn, wenn Sie stundenlang gefahren sind, und so weiter.

Um gleichzeitig Kraft und Standfestigkeit aufzubauen, bleiben Sie am Ende des Bewegungsablaufes einfach zunehmend länger in der Haltung zu Bild Nummer 16 *(Seite 105)*.

Bereits ein einziger Durchlauf entkrampft die Muskeln und lässt sie wieder aufatmen!

TIPPS ZUM ÜBEN

a: *Stellen Sie sich bei diesem Bewegungsablauf vor, dass Ihre Wirbelsäule ein flexibler, biegsamer und doch stabiler Stab ist – so wie ein junger Baum, der sich im Wind biegt. Je lebendiger dieses Bild in Ihnen wird, desto leichter werden Ihnen die einzelnen Bewegungen fallen.*

b: *Üben Sie sehr achtsam und feinfühlig, wenn Ihr Rücken schmerzt. Seien Sie sanft mit sich!*

c: *Wenn Sie akute Rückenprobleme haben (Hexenschuss, Bandscheibenvorfall, Ischialgie), dann brauchen Sie erst einmal nichts als Ruhe und ein gutes Schmerzmittel. Eine entsprechende Ruhehaltung finden Sie auf Seite 110.*

d: *Kontrahieren Sie Ihren Beckenboden in der Rückbeuge nur, wenn Sie sicher sind, dass dadurch Ihr Atem nicht beeinträchtigt wird (Seite 48).*

e: *Bei Knieproblemen achten Sie sehr darauf, dass Ihre Füße während des ganzen Ablaufs parallel zueinander bleiben.*

f: *Bei akuten Schulterproblemen heben Sie die Arme nur so weit, wie es schmerzfrei möglich ist – und heben Sie sie immer symmetrisch.*

So üben Sie richtig

Üben Sie zuerst die Bewegungen ein und lassen Sie Ihren Atem kommen und gehen, wie er will. Ist Ihnen der Ablauf vertraut, verbinden Sie ihn mit der Atemführung. Tauschen Sie Ein- und Ausatmung aus, wenn es Ihnen andersherum als beschrieben angenehmer ist.

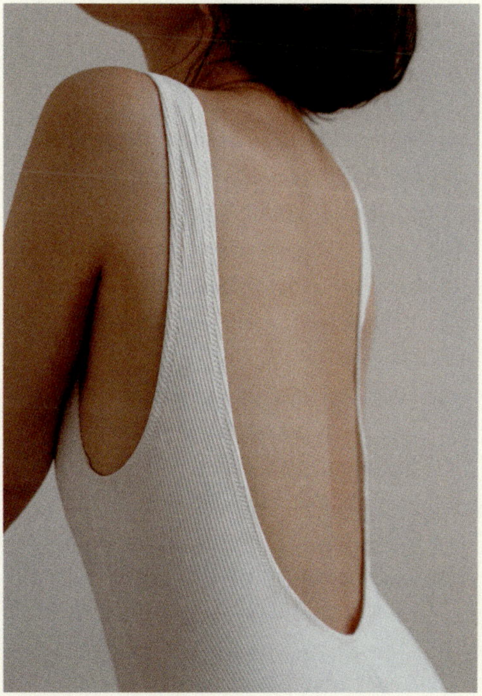

DIE ACHT BEWEGUNGSRICHTUNGEN DER WIRBELSÄULE

1 Kommen Sie aus der vorherigen Übung über den Kniestand in den Stand. Stellen Sie Ihre Füße parallel und hüftgelenkbreit voneinander entfernt. Spannen Sie die Muskeln des Beckenbodens an, um das Becken aufzurichten. (1)

2 Legen Sie die Handrücken aneinander. Ziehen Sie Ihr Brustbein nach innen und unten, lassen Sie das Kinn sinken und atmen Sie tief aus. (2)

3 Führen Sie einatmend die Arme gedehnt über vorn nach oben. Halten Sie die Kontraktion des Beckenbodens. (3)

4 Lassen Sie ausatmend die Schultern sinken und wachsen Sie gleichzeitig aus Ihrer Wirbelsäule heraus nach oben.

5 Neigen Sie sich einatmend nach rechts. Drücken Sie mit dem rechten Fuß gegen den Boden und führen Sie Ihre linke Schulter etwas nach hinten, damit sich der Rumpf nicht nach unten dreht. (4)

6 Kehren Sie ausatmend zur Mitte zurück und lassen Sie die Schultern sinken. (5)

7 Neigen Sie sich einatmend nach links, drücken Sie mit dem linken Fuß gegen den Boden und führen Sie Ihre rechte Schulter etwas nach hinten. (6)

Tipp

Wenn Sie Atmung und Kreislauf besonders anregen möchten, dann üben Sie den Ablauf im Zehenstand: Kommen Sie beim ersten Heben der Arme hoch auf die Zehen und senken Sie die Fersen erst wieder, wenn Sie am Ende die Arme sinken lassen. Es macht gar nichts, wenn Sie wackeln und schwanken. Im Gegenteil – so schulen Sie Ihren Gleichgewichtssinn.

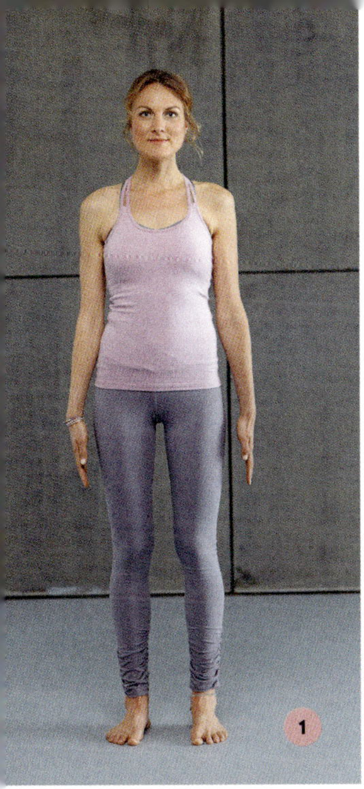
1

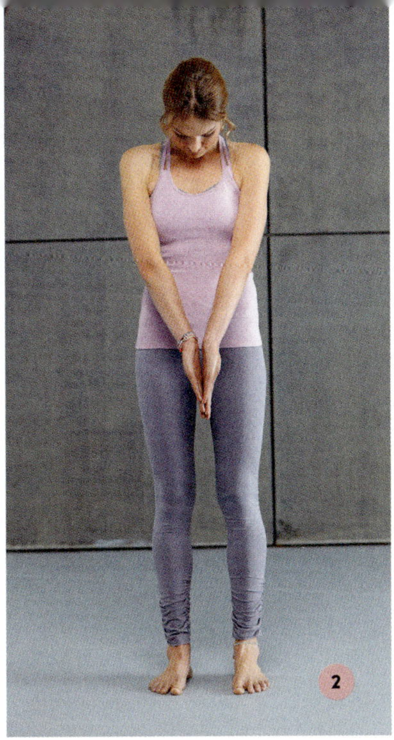
2

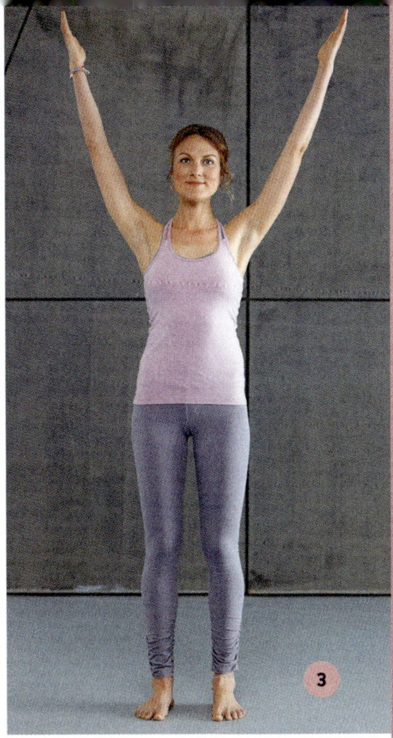
3

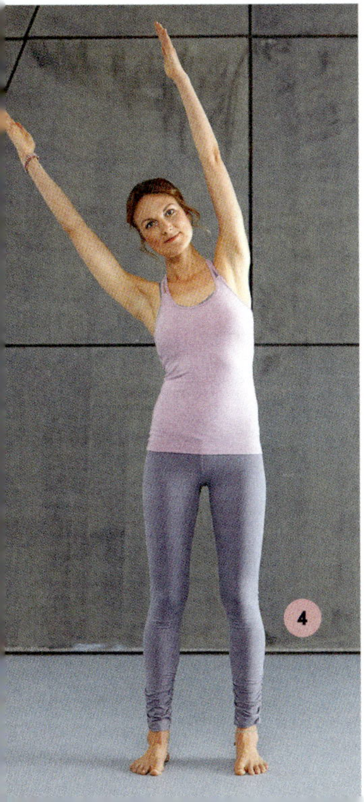
4

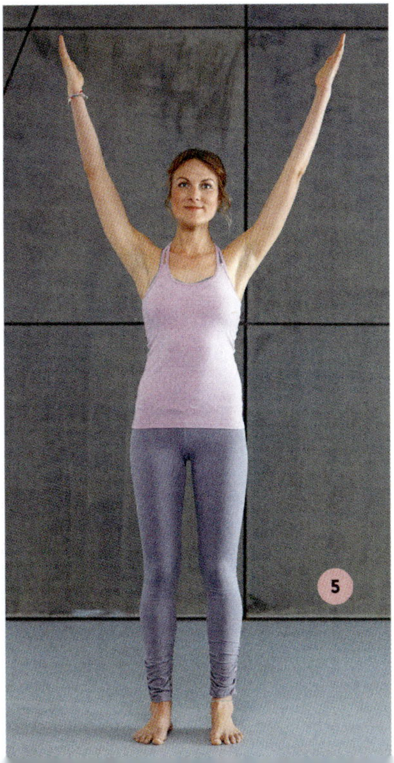
5

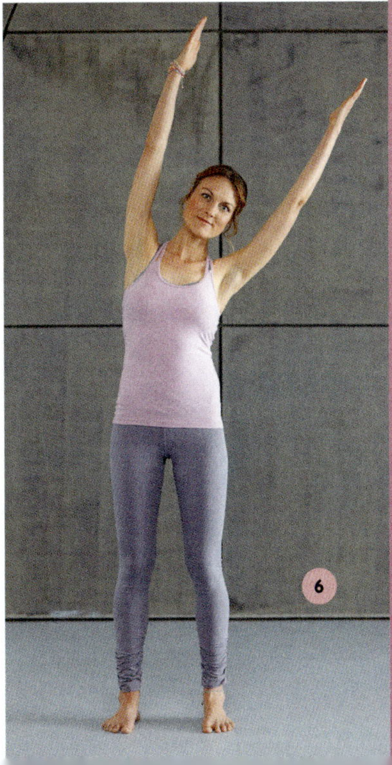
6

8 Richten Sie sich nun ausatmend wieder auf. (7)

9 Spannen Sie den Beckenboden noch etwas kraftvoller an und atmen Sie ein. Streben Sie in der Atemfülle mit beiden Armen nach hinten, heben Sie das Brustbein nach vorn und oben. Kommen Sie so in die Andeutung einer Rückbeuge. (8)

10 Ausatmend lassen Sie die Arme in die Kerzenleuchterhaltung sinken: Die Oberarme sind seitlich etwa schulterhoch, die angewinkelten Unterarme und die Hände weisen senkrecht nach oben, die Handflächen schauen zueinander. Ziehen Sie Ihre Schultern sanft nach hinten und unten. (9)

11 Drehen Sie einatmend den Brustkorb nach rechts und schieben Sie gleichzeitig die rechte Hüfte etwas nach vorn. (10)

12 Kehren Sie ausatmend zur Mitte zurück. Achten Sie darauf, dass Ihre Arme seitlich bleiben, nicht absinken und die Schultern entspannt sind. (9)

13 Drehen Sie einatmend den Brustkorb nach links und schieben Sie gleichzeitig die linke Hüfte etwas nach vorn. (11)

14 Kehren Sie ausatmend wiederum zur Mitte zurück. (12)

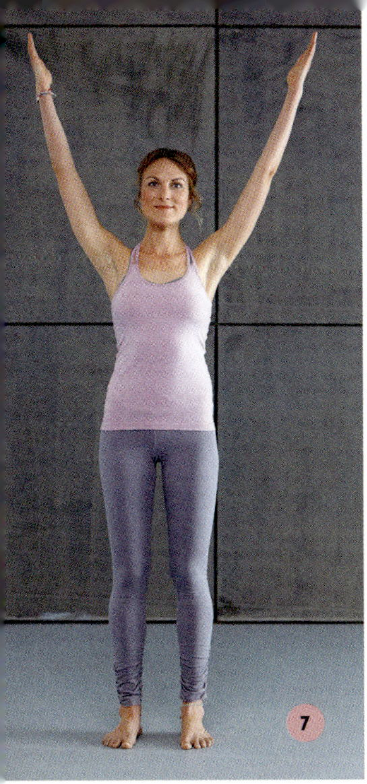
7

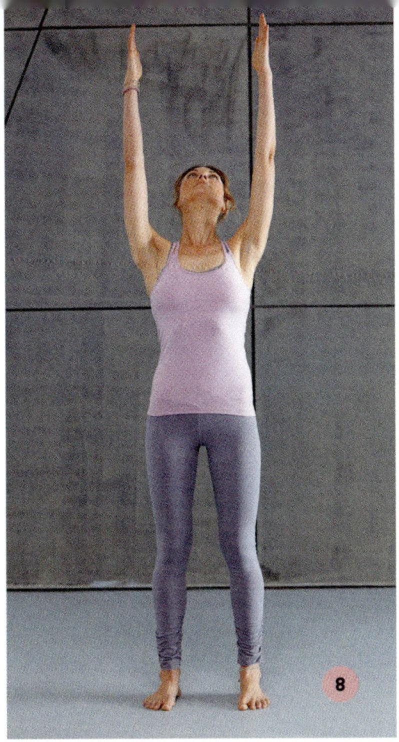
8

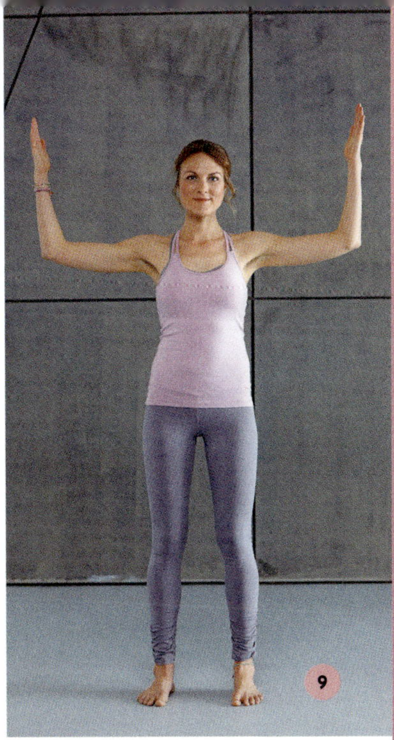
9

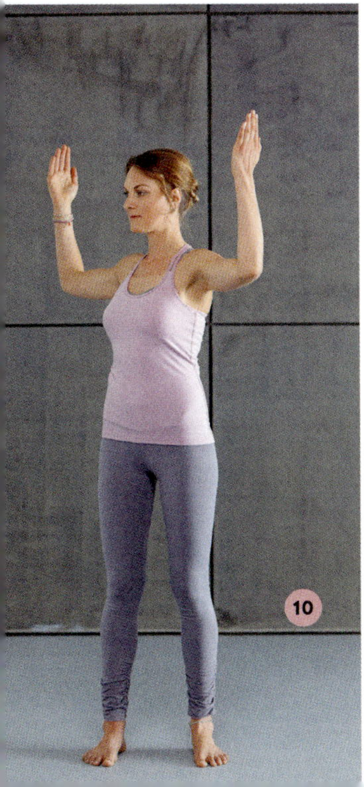
10

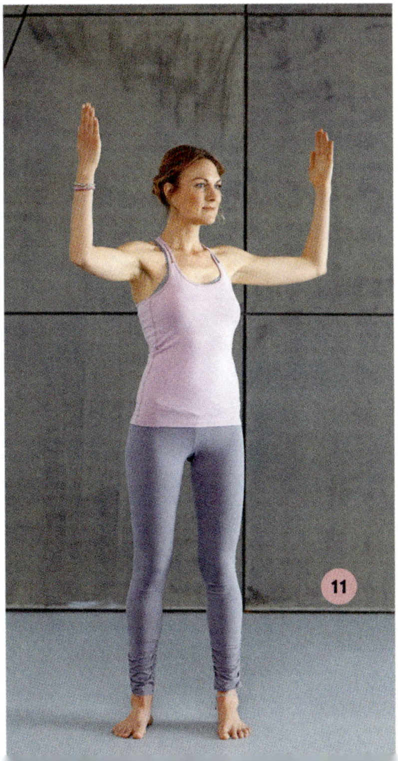
11

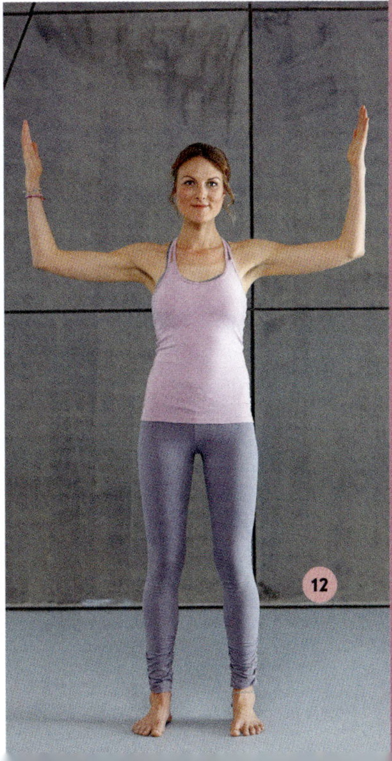
12

15 Strecken Sie einatmend die Arme nach oben und wachsen Sie ganz weit aus Ihrer Wirbelsäule heraus. (13)

16 Lassen Sie ausatmend die Hände wie Wasser am Körper hinuntergleiten und kommen Sie so in die Vorbeuge. (14)

17 Streben Sie einatmend mit den Sitzbeinen nach oben und strecken Sie die Beine so weit, wie es möglich ist. Lassen Sie ausatmend den Rumpf noch etwas mehr sinken.

18 Beugen Sie die Beine an, bis sich die Oberschenkel parallel zum Boden befinden. Legen Sie den Bauch auf die Oberschenkel und heben Sie einatmend beide Arme seitlich in Schulterhöhe. Spannen Sie die Muskeln des Beckenbodens etwas an. Dehnen Sie sich in der Atemfülle weit über die Fingerspitzen. Verweilen Sie so einen Atemzug lang und spüren Sie Ihre Kraft. (15)

19 Beugen Sie ausatmend die Arme und Beine, entspannen Sie den Beckenboden und kommen Sie in die Hocke. Ziehen Sie sich ganz in sich zusammen. Halten Sie die Füße parallel, selbst wenn sich dann die Fersen vom Boden lösen sollten. (16)

20 Heben Sie einatmend den Kopf, den Rumpf, die Arme. Richten Sie sich aus der Kraft der Beine auf in den Stand. Kontrahieren Sie erneut die Muskeln des Beckenbodens. Dehnen Sie in der Atemfülle die Wirbelsäule leicht nach hinten. (17)

21 Kehren Sie zurück zur Mitte. Führen Sie ausatmend die Arme weit hinten über die Seiten nach unten. Halten Sie dabei die Kontraktion im Beckenboden und entspannen Sie ihn, sobald die Arme neben dem Körper sind. (18)

22 Spüren Sie einen Moment nach, bevor Sie den Bewegungsablauf noch einige Male wiederholen.

Wirkung

+ Diese Übung verbessert die Beweglichkeit der Wirbelsäule in alle Richtungen.
+ Sie macht den Brustkorb flexibler.
+ Sie entspannt verkrampfte Rücken- und Atemmuskeln.
+ Die Atmung vertieft sich.
+ Kreislauf und Verdauung werden angeregt.

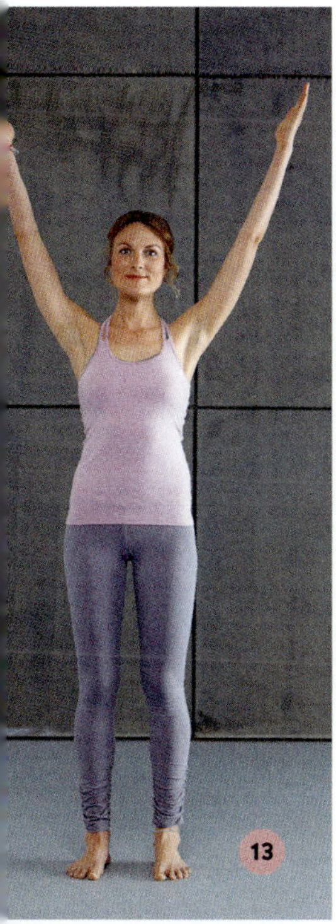
13

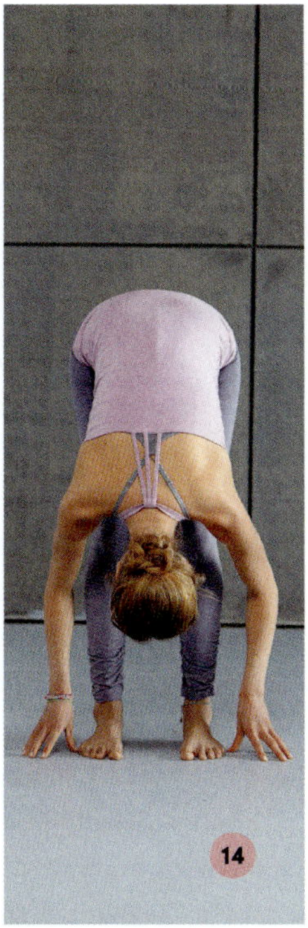
14

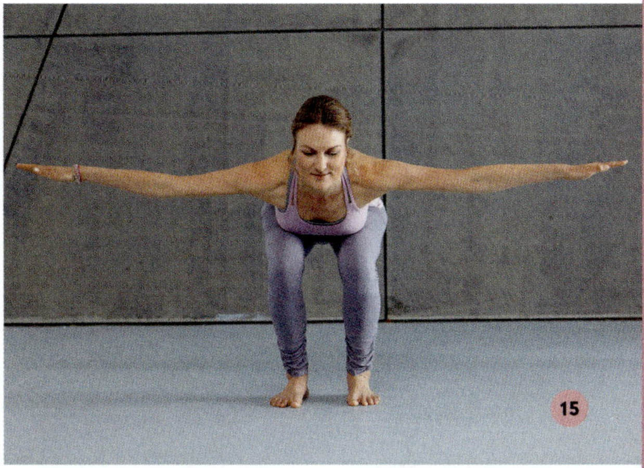
15

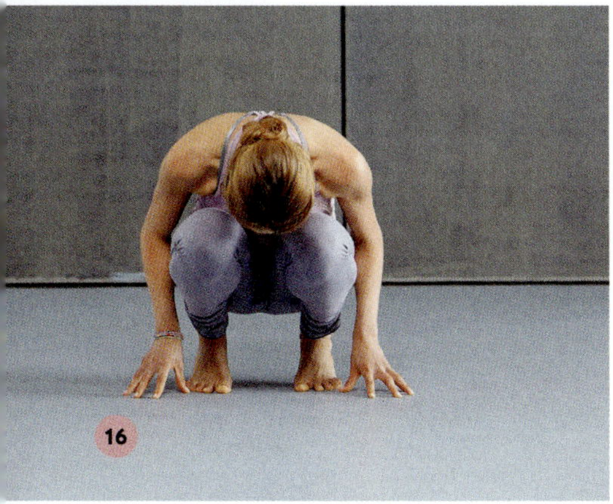
16

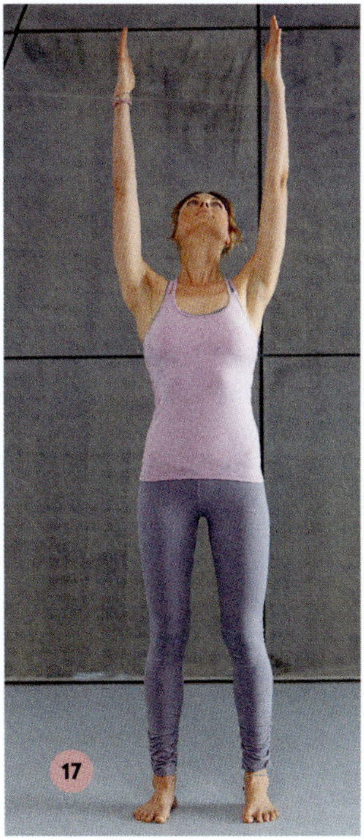
17

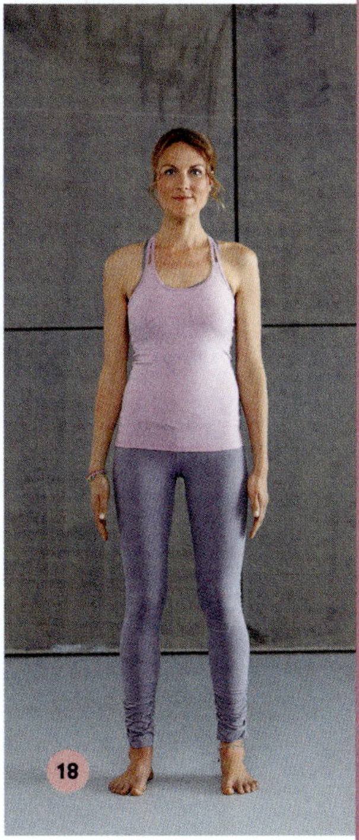
18

DER EINFACHE DREHSITZ

1. Setzen Sie sich, wenn möglich mit gekreuzten Beinen, eventuell mit einem flachen Kissen unter dem Gesäß. Lassen Sie sich nieder, als wollten Sie sich über die Sitzbeine verwurzeln.
2. Legen Sie die Hände um die Knie und wachsen Sie einatmend aus Ihrer Wirbelsäule heraus nach oben.
3. Dann legen Sie Ihre rechte Hand auf das linke Knie und drehen ausatmend den Brustkorb nach links. Stellen Sie Ihre linke Hand hinter dem Becken auf. (1)
4. Atmen Sie aus und gehen Sie etwas weiter in die Drehung.
5. Wachsen Sie einatmend über den Scheitelpunkt nach oben.
6. Verweilen Sie so einige Atemzüge lang – ausatmend die Drehung akzentuierend, einatmend nach oben wachsend.
7. Wiederholen Sie die Übung zur rechten Seite gedreht.
8. Spüren Sie anschließend im Sitzen nach.

Wirkung

- Der Drehsitz dehnt und entspannt überforderte und damit angespannte Rückenmuskeln.
- Er verbessert die Beweglichkeit des Brustkorbs und vertieft die Atmung im Bauch und in den Flanken.
- Er fördert die Durchblutung der Organe des Oberbauchs.

Tipps

Achten Sie darauf, dass Sie nur den Brustkorb drehen, nicht aber den Kopf. Halten Sie vielmehr das Kinn in einer Linie mit dem Brustbein.
Diese einfache Form des Drehsitzes können Sie übrigens auch sehr gut auf einem Stuhl ohne Armlehnen üben. Setzen Sie sich dazu quer zum Sitz, sodass Sie die Lehne seitlich dicht neben sich haben. Drehen Sie sich dann in Richtung der Lehne und umfassen Sie sie mit beiden Händen. Richten Sie sich gut auf und atmen Sie mindestens 8-mal tief durch. Setzen Sie sich andersherum auf den Stuhl und wiederholen Sie dann die Drehung zur anderen Seite.

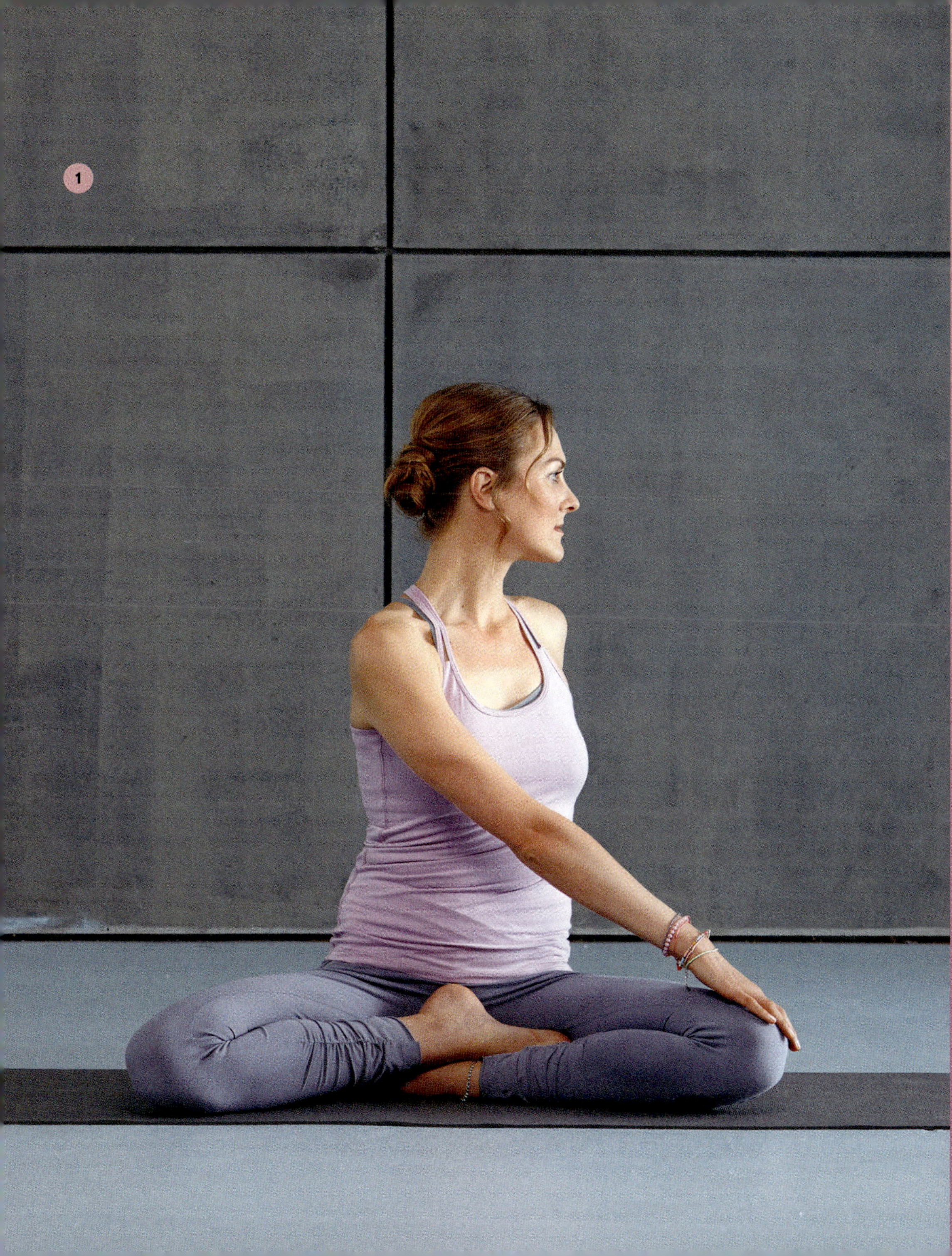
1

Starker Rücken

Unsere Wirbelsäule ist ein beweglicher Stab, der unserem Rumpf sowohl Stabilität als auch Flexibilität geben soll. Sie besteht aus 23 untereinander beweglichen Wirbeln, dazu Kreuzbein und Steißbein.

Zwischen den Wirbeln liegen die Bandscheiben, die aus wasserbindendem Knorpel gebildet sind. Sie bestehen aus einem derben, belastungsfähigen Faserring und einem fast flüssigen Gallertkern in der Mitte, der wie ein Stoßdämpfer die Erschütterungen auffängt, wenn wir gehen, laufen oder springen.
Die Dicke dieser Knorpelscheiben definiert die Wirbelzwischenräume, also den Bereich zwischen den knöchernen Wirbelkörpern. Hier treten die Nerven des Rückenmarks aus, um die verschiedenen Körperregionen und Organe zu versorgen.

TAGSÜBER KOMMT DIE WIRBELSÄULE UNTER DRUCK

Unser Körpergewicht, die verschiedenen Hebelkräfte und die Schwerkraft drücken von morgens bis abends auf die Bandscheiben, und so verlieren sie im Laufe des Tages an Flüssigkeit und damit an Dicke. Nachts, wenn wir im Bett liegen und schlafen, strömt die Flüssigkeit zurück, und unsere Bandscheiben polstern sich wieder auf.

Wie alle unsere Gewebe verlieren auch die Bandscheiben zunehmend die Fähigkeit, Wasser zu binden. Sie werden spröde und anfällig für Risse, vor allem dort, wo sie Tag um Tag durch unsere Körperhaltung beim Sitzen oder Stehen punktuell druckbelastet werden. Tritt bei einem solchen Riss der Gallertkern aus und drückt auf die Nerven, die die Wirbelsäule verlassen, spricht man von einem Bandscheibenvorfall.

SO VIEL LAST TRAGEN UNSERE BANDSCHEIBEN

Wenn wir mit ausgestreckten Beinen auf dem Rücken liegen, ruht auf den Bandscheiben ein durchschnittlicher Druck von 25 Kilo. Beim Stehen erhöht er sich auf 100 Kilo, im aufrechten Sitz auf 140 Kilo, beim Vornüberneigen (also auch beim Sitzen mit rundem Rücken) bis auf 250 Kilo! Am wenigsten Druck wird in der Rückenlage mit hochgelagerten Beinen ausgeübt – er reduziert sich dabei fast auf null. (Quelle: Hans-Dieter Kempf, »Die Rückenschule«; Rowohlt Verlag)

WIE SIE IHRE WIRBELSÄULE ENTLASTEN

Die Haltung, die unsere Wirbelsäule und die Rückenmuskulatur wirklich entlastet, ist die Rückenlage im Laufe einer Nacht! Deshalb drehen sich auch die meisten Menschen in den Tiefschlafphasen ganz automatisch auf den Rücken. Aber auch das lange Liegen an sich ist wichtig, damit sich die Bandscheiben wieder mit dem Gewebewasser auffüllen können, das im Laufe des Tages durch den auf ihnen lastenden Druck in die benachbarten Wirbelkörper ausgewichen ist.

AKUTE HILFE

Wenn es schneller gehen soll, müssen Sie Ihre Beine so lagern, dass Ihr Rücken ganz flach aufliegt. Damit die Bandscheiben sich wieder zu füllen beginnen, müssen Sie aber mindestens 40 Minuten so liegen bleiben! Wenn Sie kürzer in dieser Entlastungshaltung verweilen, freuen sich zumindest Ihre Rückenmuskeln, die Sie nicht mehr aufrecht halten müssen und sich endlich etwas entspannen dürfen. Wenn Sie jedoch bereits geschädigte Bandscheiben haben, dann gönnen Sie sich so oft wie möglich diese Zeit in der Rückenlage – Sie können dabei Musik hören, über Ihren Tag nachsinnen, Ihren Kindern etwas vorlesen oder erzählen. Dadurch – und in Verbindung mit einem sinnvollen, Ihnen angepassten Krafttraining und vielen Dehnübungen – bleibt Ihre Wirbelsäule länger jung und funktionstüchtig.

SCHAFFEN SIE SICH EIN GEMÜTLICHES PLÄTZCHEN

Damit Sie gern eine Weile liegen bleiben – wie in der folgenden Entlastungsübung beschrieben –, ist es wichtig, dass Sie sich wohlfühlen. Suchen Sie sich einen Platz in Ihrer Wohnung, an dem Sie auf dem Boden liegen können, ohne dass Möbel Sie zu sehr einengen. Der Platz sollte Sie einladen, sich jederzeit dort zu entspannen.

Das brauchen Sie

- **eine warme, weiche Unterlage (zum Beispiel eine Yogamatte aus Schurwollflor oder eine zusammengefaltete Decke),**
- **einen Sessel oder – besser noch – ein extra zu diesem Zweck gefertigtes Jumbokissen (siehe Tipps auf *Seite 111*),**
- **ein flaches Kissen für Ihren Kopf, damit er nicht so hart aufliegt,**
- **eventuell eine Decke zum Zudecken, wenn Sie leicht frieren.**

DIE WIRBELSÄULE RUHEN LASSEN

1 Bereiten Sie Ihren »Kraftplatz« (siehe *Seite 65*) vor: Falls Sie die Unterschenkel auf einen Sessel legen wollen, dann rollen Sie Ihre Yogamatte vor diesem Sessel aus; wenn Sie sie auf dem Jumbokissen lagern wollen, dann rücken Sie es sich vorher zurecht. Holen Sie ein kleines Kissen (zum Beispiel ein Sofakissen), um den Kopf darauf zu betten, und legen Sie eine leichte, warme Decke griffbereit hin.

2 Legen Sie sich auf den Rücken, die Unterschenkel auf den Sessel oder das Jumbokissen gelagert. Beobachten Sie, wie sich die Wirbel wie Perlen einer Kette einer nach dem anderen an den Boden schmiegen. (1)

3 Verweilen Sie in dieser Haltung, solange es Ihnen angenehm und möglich ist.

4 Um sie zu verlassen, nehmen Sie die Unterschenkel vom Sessel oder Kissen herunter, rollen sich behutsam auf die Seite und bleiben so noch eine kleine Weile liegen, bevor Sie wieder aufstehen. Kommen Sie langsam hoch und bieten Sie Ihren Rückenmuskeln am besten gleich einige Übungen zum Kraftaufbau an.

Wirkung

+ »Stressmanagement« für den Rücken, insbesondere bei Muskelverspannungen, Hexenschuss, Ischiasreizungen und Bandscheibenproblemen.
+ Bei akuten Schmerzzuständen üben Sie bitte nichts außer dieser Entlastungshaltung!

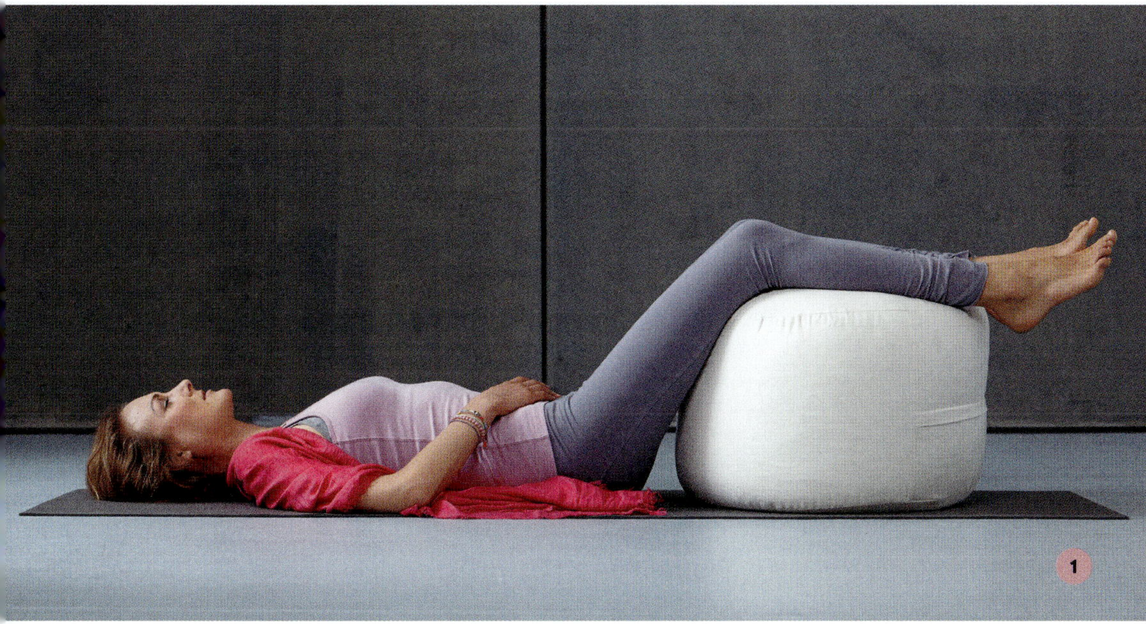

1

Tipps

Bei akuten Schmerzen gehen Sie am besten in diese Haltung, während die Schmerztabletten zu wirken beginnen. Unternehmen Sie früh genug etwas gegen den Schmerz, damit sich kein »Schmerzgedächtnis« bilden kann, wodurch Ihr Rücken immer empfindlicher würde.

Sie sollten Ihre Beine so lagern, dass sich Ihre Oberschenkel in einem Winkel von 90 bis 110 Grad zum Körper und die Unterschenkel parallel zum Boden befinden. Ideal dafür ist ein »Jumbokissen«, wie Sie es auf dem Foto sehen (Bezugsquelle *Seite 119*). Sie können aber auch einen Schaumstoffblock entsprechend Ihren Körpermaßen zuschneiden lassen: Die Höhe entspricht dabei der Länge der Oberschenkelrückseite.

Falls Sie sich in der Rückenlage gar nicht wohlfühlen, probieren Sie doch mal, in der Seitenlage zu entspannen! Achten Sie dann aber darauf, dass Ihr Kopf gut abgestützt ist, und legen Sie sich ein Polster zwischen die Knie. Ersteres stützt und entlastet vor allem Ihren Nacken, das Kniepolster wirkt entsprechend im Lendenbereich.

Die innere Kraftquelle finden

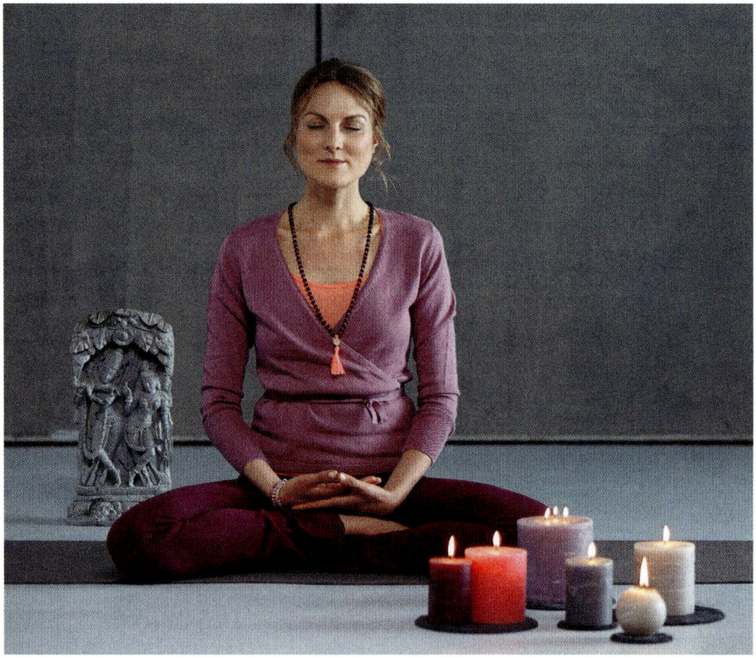

Wenn wir lernen, unseren Geist zu beherrschen, anstatt uns von ihm mit Sorgen, Ängsten, Begierden und Abneigungen beherrschen zu lassen, können wir Überlebtes loslassen, Vertrauen finden und unser Herz öffnen – und unser Leben aktiv gestalten.

Loslassen und das Herz öffnen

Wollen Sie Ihre Batterien schnell und effektiv wieder aufladen? Dann üben Sie die Tiefenentspannung, die yogische Alternative zum »Power Nap«. Suchen Sie Ruhe und Zufriedenheit, die bewirken, dass Ihnen wieder weit ums Herz wird? Dann versuchen Sie es mit der Herzmeditation. Sie hilft Ihnen, sich spürbar und nachhaltig mit einer Ihrer tiefsten Kraftquellen, Ihren liebevollen Gefühlen, zu verbinden. In den östlichen Traditionen gibt es viele wirksame Methoden, die auch uns heute sehr guttun.

ZWEI ERPROBTE WEGE ZUR INNEREN RUHE

Für die Yogis ist seit Jahrtausenden der stille, in sich ruhende Geist die Voraussetzung für Wohlbefinden – für das körperliche ebenso wie das seelische. Wir praktizieren hier zwei Meditationen, die Ihnen genau diese Stille und Ruhe vermitteln können.

~ *Die Tiefenentspannung hilft dem Geist, sich im Körper zu sammeln und in ihm zur Ruhe zu kommen.*
~ *Die Herzmeditation ist sehr wohltuend, wenn der Tag hart war, Begegnungen mit den Mitmenschen nicht immer erfreulich waren und Sie sich wieder mit Ihrer Herzenskraft verbinden wollen.*

Tipps zum Üben im Liegen

Entspannen können wir uns besonders gut im Liegen – wie bei der Tiefenentspannung auf den folgenden Seiten. Wenn Sie gerade eine Erkältung überstanden haben, kann es sein, dass Sie dabei husten müssen. Dann üben Sie besser in einem bequemen Sitz (zum Beispiel im Sessel).
Wenn Ihr Nacken sehr angespannt ist, legen Sie sich im Liegen ein Kissen unter den Kopf und benutzen Sie im Sitzen ein nackenstützendes Hörnchenkissen. Wenn Sie schnell frösteln, decken Sie sich mit einer leichten Decke zu.
Wenn Sie sehr nervös und unruhig sind, machen Sie die Tiefenentspannung erst nach den Körperübungen – sie helfen, Spannung abzubauen.
Wenn Sie jedes Mal während des Übens einschlafen, ist das nicht weiter schlimm, nur ist ein kleines Nickerchen lange nicht so erholsam wie die Tiefenentspannung. Wählen Sie in diesem Fall eine Haltung, in der Sie nicht so gut einschlafen können (zum Beispiel den Sitz). Wenn Sie sehr erschöpft sind, üben Sie am besten in der Bauchlage.
Denken Sie daran: Entspannung lässt sich nicht erzwingen, aber man kann sich die Bedingungen erarbeiten, damit sie sich einstellen kann.

TIEFENENTSPANNUNG

1 Machen Sie es sich in der Rückenlage bequem. Schließen Sie Ihre Augen, wenn Sie das möchten, und entspannen Sie für ein paar Atemzüge. (1)

2 Lassen Sie Ihre Schultern breit und schwer zum Boden sinken. Geben Sie möglichst viel Körpergewicht an den Boden ab.

3 Wandern Sie im Geiste von den Füßen bis zum Kopf durch Ihren Körper hindurch. Wie nehmen Sie sich in den verschiedenen Bereichen wahr? Wo fühlen Sie sich wohl? Wo sind Sie angespannt oder müde?

4 Sammeln Sie sich einatmend mit der Wahrnehmung am Scheitelpunkt des Kopfes. Stellen Sie sich dort ein strahlend helles, wärmendes, wohltuendes Licht vor. Verbinden Sie sich innerlich ganz mit diesem Licht.

5 Lassen Sie das Licht in Ihrer Vorstellung um Ihren Körper herumfließen, bis es Sie ganz einhüllt. Spüren Sie so deutlich wie möglich diesen Lichtkokon, der Sie mit Wärme und Wohlbehagen einhüllt.

6 Öffnen Sie Ihre Poren, sodass Ihnen das Licht unter die Haut gehen kann, und entspannen Sie mit dieser Vorstellung die ganze Oberfläche Ihres Körpers und den Raum unterhalb Ihrer Haut. Lösen Sie die Blockierungen und Verklebungen, damit das Licht Sie ganz durchfluten kann.

7 Öffnen Sie Ihren Körperraum, sodass das Licht Sie immer mehr durchströmen und bis in die letzte Zelle seine wohltuende Wirkung entfalten kann. Entspannen Sie mithilfe dieser Wahrnehmung Ihren ganzen Körper.

8 Verweilen Sie noch etwas in diesem Gefühl, von Licht eingehüllt und von ihm erfüllt zu sein. Um die Übung abzuschließen, dehnen Sie sich wohlig durch.

Wirkung

+ Die Tiefenentspannung wirkt Anspannung, Müdigkeit und Stress entgegen, die Körper und Geist im Laufe des Tages ansammeln.
+ Regelmäßig geübt verhindert sie, dass sich die Wirkungen des Stresses in uns festsetzen und uns krank machen.
+ Sie führt zurück zur Ruhe und zur eigenen Mitte und hilft, sich zu regenerieren.

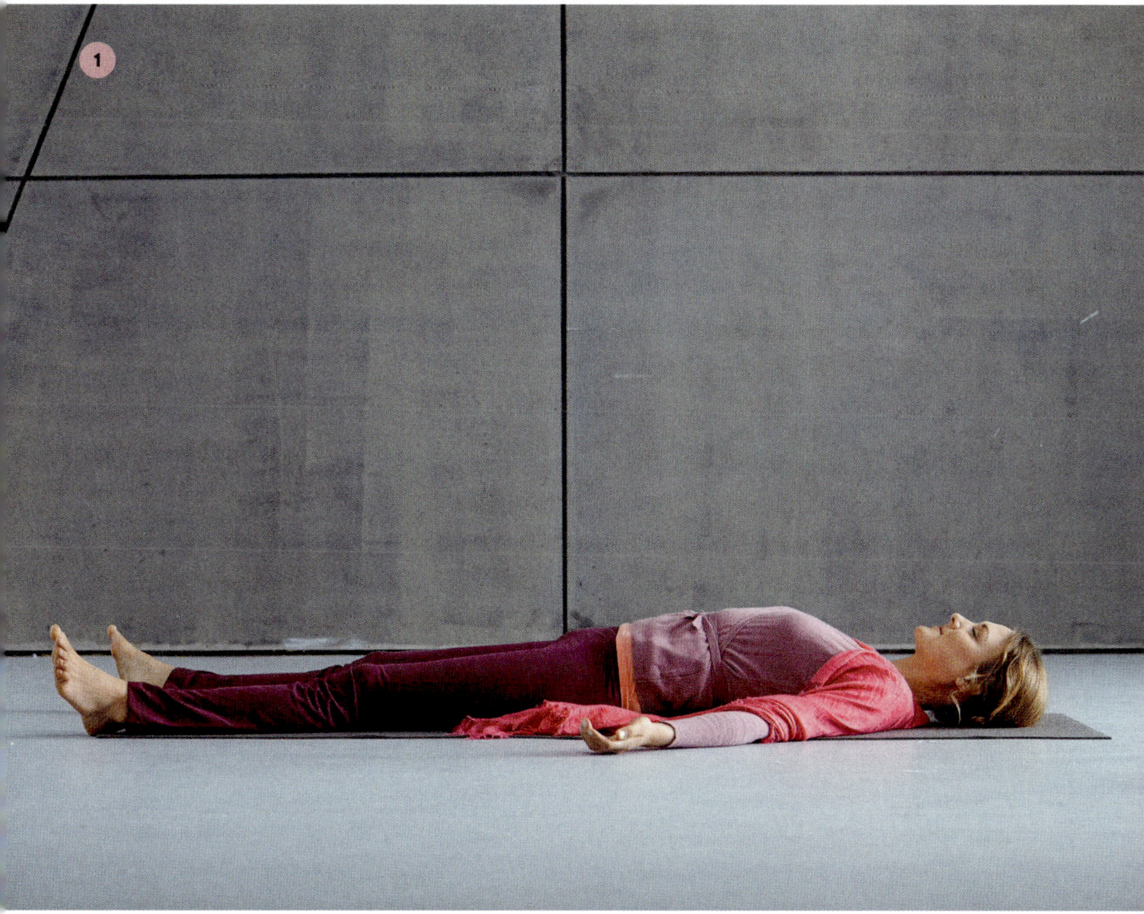
1

DIE HERZMEDITATION

1 Kommen Sie in einen aufrechten und bequemen Sitz Ihrer Wahl. Legen Sie beide Hände über Kreuz auf die Mitte der Brust und entspannen Sie Ihren Herzraum unter Ihren warmen Händen. (1)

2 Lassen Sie in sich ein Gefühl von Wohlwollen und Sympathie entstehen. Zuallererst für sich selbst, aber auch für die Menschen, die Ihnen nahestehen. Wenn es sich nicht gleich einstellen will, dann denken Sie an einen Menschen oder ein Tier, den oder das Sie sehr gernhaben oder lieben – eben Ihren »Herzöffner«. Auf diese Weise erschaffen Sie ein Gefühl, das Ihre innersten Empfindungen auf ehrliche Weise ausdrückt.

3 Bleiben Sie mit diesem Gefühl ganz nach innen gewandt und bei sich und nähren Sie es so.

4 Sammeln Sie sich einatmend im Herzraum und verströmen Sie dann ausatmend all das Wohlwollen und die Sympathie in den Raum, der vor Ihnen liegt. Führen Sie dabei Ihre rechte Hand nach vorn.

5 Holen Sie sie einatmend zum Herzraum zurück und sammeln Sie sich dort.

6 Verströmen Sie mit den folgenden Ausatmungen diese Gefühle nach rechts, nach hinten, nach links, nach oben und unten und machen Sie mit einer oder beiden Händen die entsprechenden Gesten dazu.

7 Stellen Sie sich schließlich vor, dass Sie Wohlwollen und Sympathie wie eine schützende Hülle um sich legen, und beschreiben Sie dazu mit beiden Armen einen weiten Kreis um sich herum. (2)

8 Wiederholen Sie diesen Ablauf insgesamt dreimal. Wenn Ihnen eine andere Reihenfolge angenehmer ist, können Sie sie gern ändern.

9 Verweilen Sie anschließend noch ein wenig in der Wahrnehmung Ihres Herzraums und des Raums, der Sie umgibt. Alles ist jetzt erfüllt von den positiven Schwingungen, die Sie ausgesandt haben. Beobachten Sie, wie friedlich und wohl Sie sich in diesem energetischen Raum empfinden, den Sie mit Ihrer Meditation erschaffen haben.

10 Um die Übung zu beenden, legen Sie beide Handflächen vor der Brust aneinander und verneigen sich.

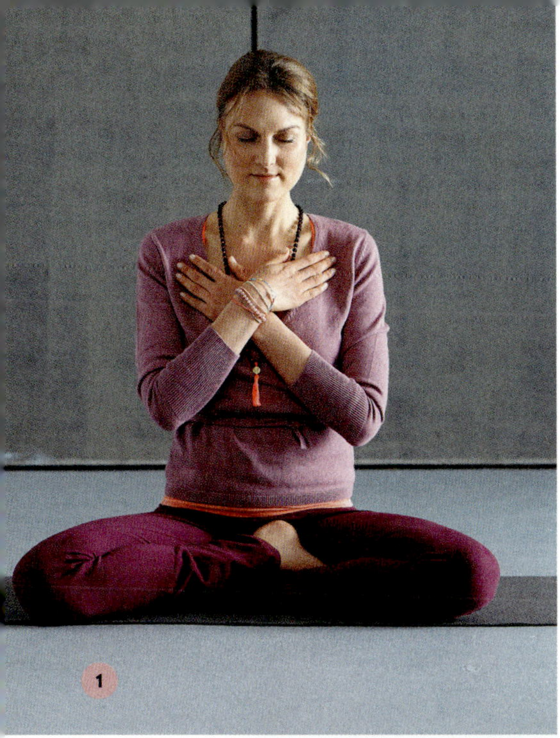

Wirkung

- Die Entfaltung friedvoller Gefühle lässt uns nicht nur im übertragenen Sinne »weit ums Herz« werden, sondern entspannt tatsächlich den Herzmuskel, sodass die Gefäße, die ihn versorgen, weit werden.
- Die Übung beruhigt den Herzschlag und hilft sehr gut bei Angina pectoris (Herzenge) und nach einem Herzinfarkt.

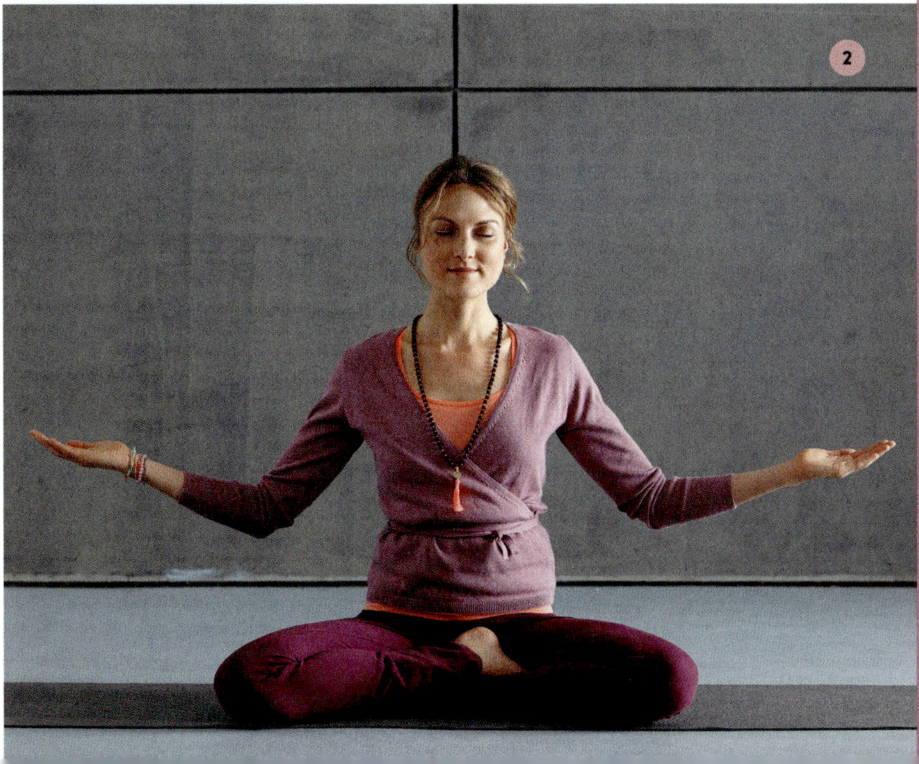

Meditation als ein Zustand wacher Ruhe

Viele Menschen denken nach wie vor, dass man sich in der Meditation hinsetzt, sich eine Weile nicht mehr rührt und vor allem nichts mehr denkt. Aber stimmt das? Und ist das überhaupt möglich? Wäre es sinnvoll?

Da das Gehirn für seinen Stoffwechsel und das Lernen immer einen gewissen Aktivitätslevel braucht, ist es nur ruhig, wenn wir entweder durch jahrzehntelange Meditationspraxis sehr erfahren darin sind – oder aber tot! Solange wir leben, ist unser Geist aktiv.

LASSEN SIE ES (SICH DURCH DEN KOPF) GEHEN

Die Yogameister sagen, dass wir lernen können, mit der steten Aktivität in uns umzugehen, indem wir dem in aller Ruhe zuschauen, was uns so alles »durch den Kopf geht«. Wir können lernen, unser Gehirn in aller Ruhe mal sich selbst zu überlassen, und die Zeit der Meditation nutzen, nichts von uns zu verlangen und vor allem nichts zu erwarten.

SCHENKEN SIE SICH RUHE

Meditieren kann auch bedeuten, dass wir uns selbst endlich mal in Ruhe lassen. Dass wir uns uns selbst zuwenden und wohlwollend und freundlich mit uns selbst etwas Zeit verbringen. Qualitätszeit!
Dabei hilft es uns, dass wir uns jeden Tag einmal oder noch besser mehrmals wieder bei uns einfinden, uns nahekommen und uns bewusst werden, wie es uns geht und was unser Organismus gerade braucht. In diesem »Mit-uns-Sein« sind wir wach, aufmerksam, offen und entspannt. Auf diese Weise kann sich ein Gleichgewicht von Energie und Ruhe etablieren, das auch den vielfachen Anforderungen des Alltag standzuhalten vermag. In diesem Sinne haben Sie hoffentlich viele gute und förderliche Erfahrungen mit Ihrer Übungspraxis.

Bücher und Adressen, die weiterhelfen

BÜCHER VON DER AUTORIN BEI GU

Yoga Hausapotheke (E-Book)

Das große Buch vom Yoga

Yoga für den Rücken (E-Book)

Yoga für Rücken, Schulter und Nacken (E-Book)

Die Yoga-Box

Yoga Nidra (mit CD)

Der kleine Alltags-Yogi (E-Book)

mit Bettina Knothe: Yoga-Glück (E-Book)

WEITERE BÜCHER

Anna Trökes
Yoga der Energie. Der Hatha-Yoga als ganzheitlicher Übungsweg in Theorie und Praxis
O. W. Barth

Anna Trökes
Kleine Yoga-Philosophie
O. W. Barth

Anna Trökes
Yoga. Was Sie schon immer wissen wollten
Theseus Verlag

Anna Trökes
Yoga – Meditation für Anfänger
Verlag Via Nova

Irene Lang-Reeves, Thomas Villinger
Beckenboden-Training
Gräfe und Unzer Verlag

YOGA-VIDEOS MIT ANNA TRÖKES

www.yogaeasy.de

ZEITSCHRIFTEN

Deutsches Yoga-Forum (herausgegeben vom BDY)
Yoga aktuell
Yoga World

ADRESSEN

Anna Trökes
www.prana-yoga-berlin.de
info@prana-yoga-berlin.de

Qualifizierte Yogalehrende in Ihrer Nähe finden Sie über:
BDY – Berufsverband der Yogalehrenden in Deutschland e. V.
www.yoga.de

IYENGAR®-Yoga Deutschland (IYD) e. V.
www.iyengaryoga deutschland.de

Yoga Schweiz Suisse Svizzera
www.yoga.ch

Yoga Austria BYO
Berufsverband der Yogalehrenden in Österreich
www.yoga.at

BEZUGSQUELLEN

Matten, (Jumbo-)Kissen und Sitzbänkchen:
www.bausinger.de

Yoga-Utensilien und Kleidung:
www.yogishop.com
www.mandala-fashion.com

Atemtypbestimmung
www.hagena.info

Die Übungsprogramme auf einen Blick

MORGENROUTINE 1: FÜR RÜCKEN UND NACKEN

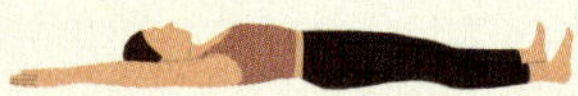

Strecken und Rekeln, S. 22

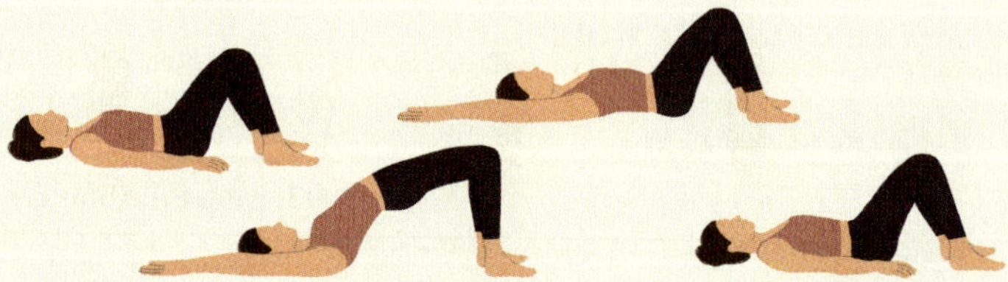

Die Schulterbrücke, S. 24

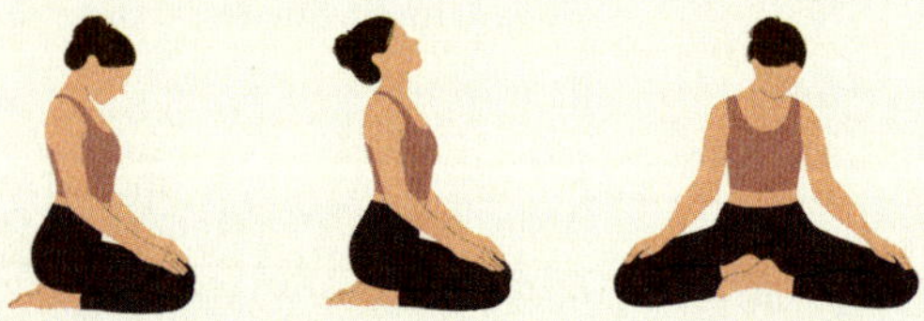

Den Nacken entspannen, S. 28

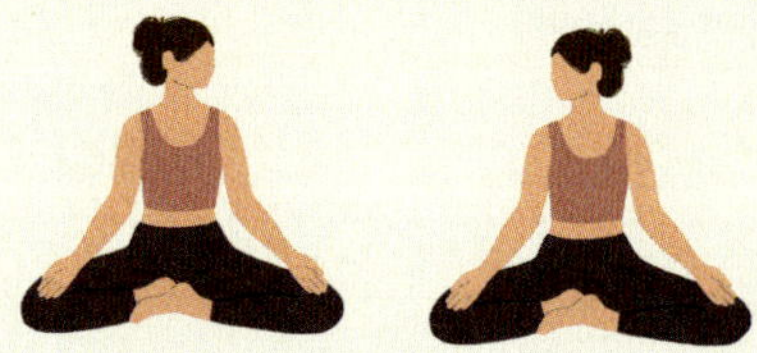

Bis in die Schultern hinein dehnen, S. 30

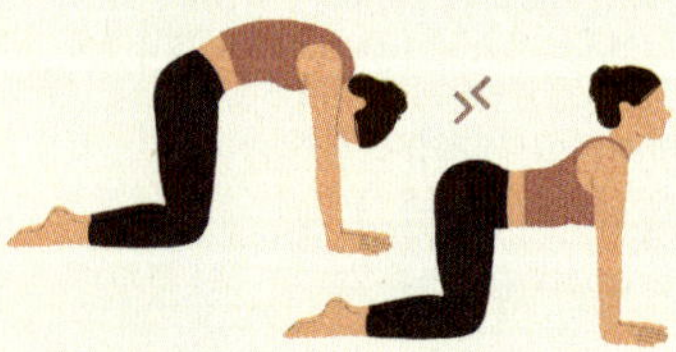

Die Katzedehnung, S. 32

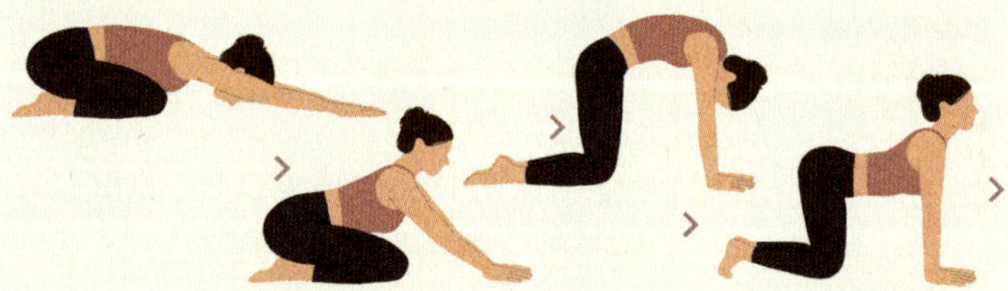

Bewegungsablauf für den Rücken, S. 34

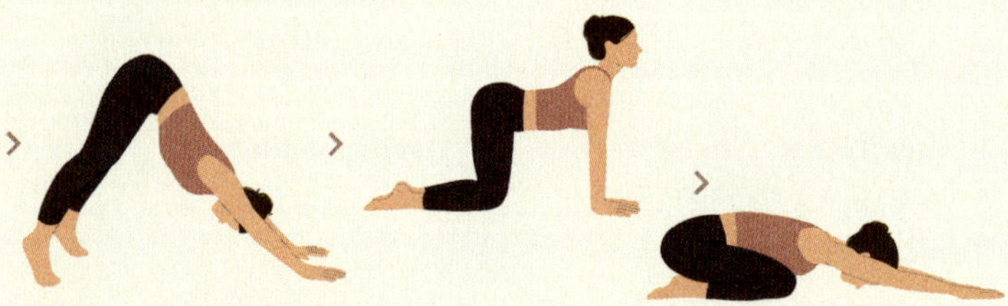

... Bewegungsablauf für den Rücken

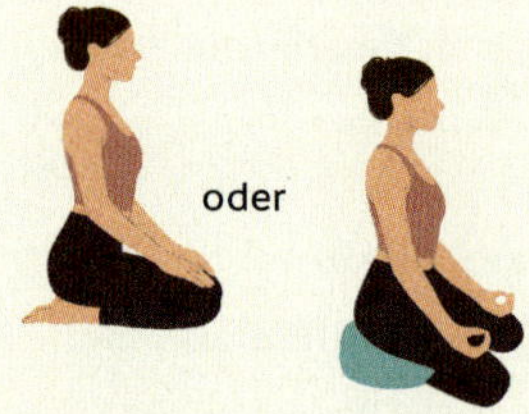

Nachspüren, S. 38

MORGENROUTINE 2: SCHWUNGVOLL LOSLEGEN

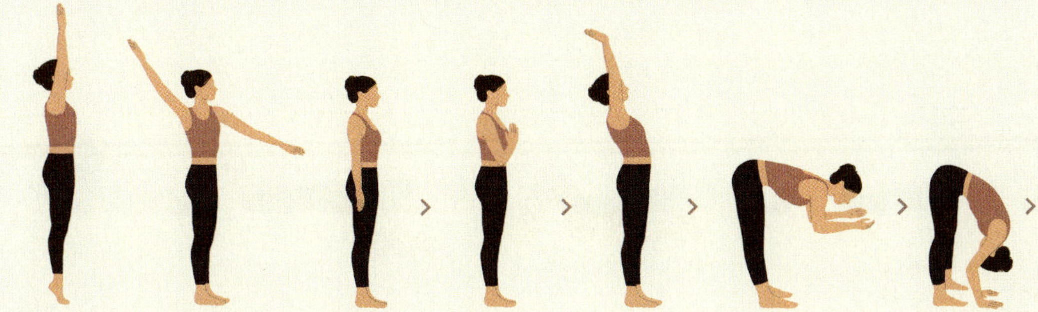

Strecken und Rekeln, S. 42

Rückenkraulen, S. 44

Der Sonnengruß, S. 50

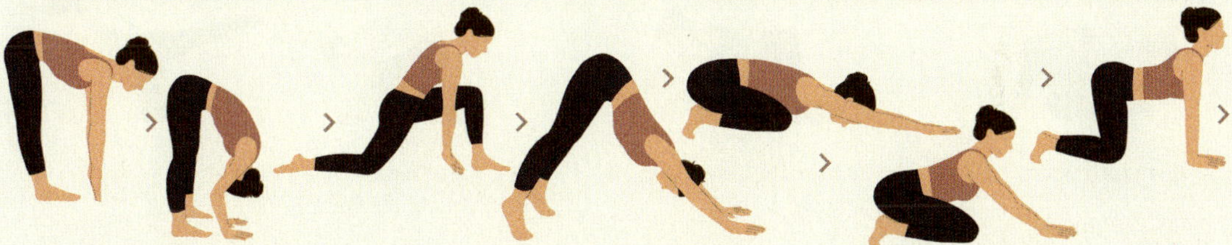

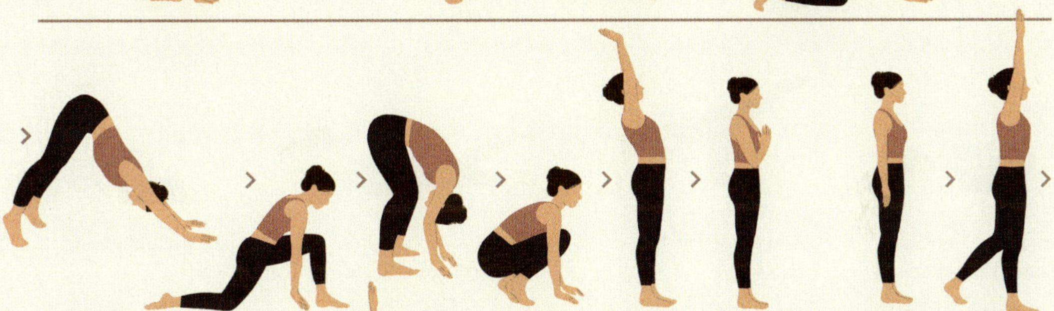

... Sonnengruß

Die Standwaage ...

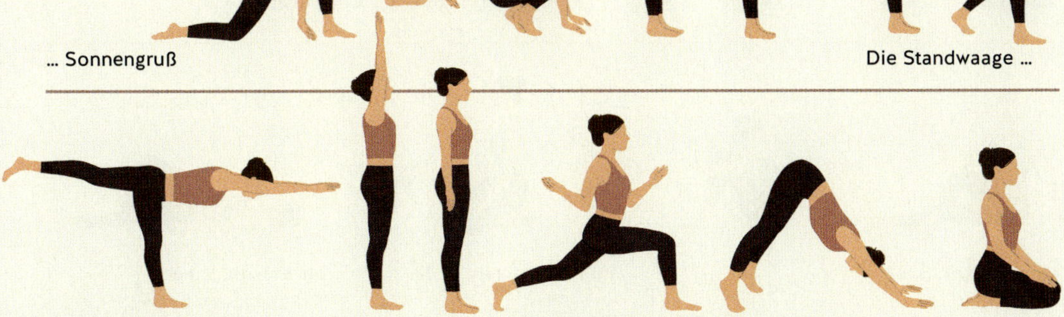

... Standwaage, S. 56

Held und Hund im Wechsel, S. 58

ABENDROUTINE 1: ABSCHALTEN UND ZUR RUHE KOMMEN

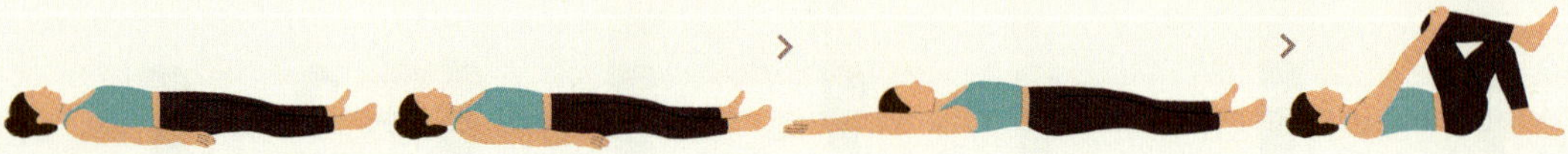

Durch den Körper wandern, S. 66

Der Reinigungsatem, S. 68

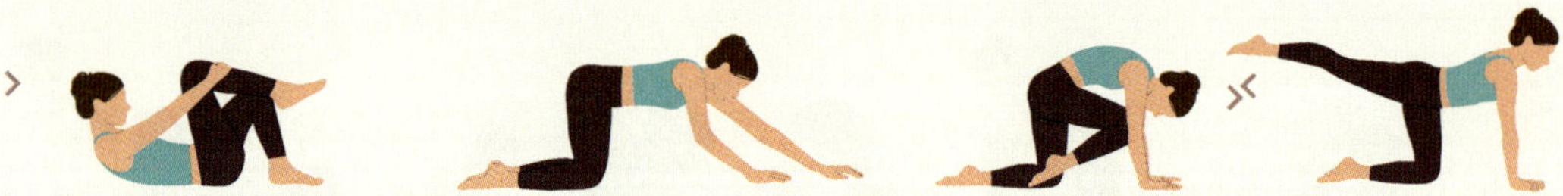

... Reinigungsatem

Sich in die Diagonale dehnen, S. 70

Die Katze macht einen Buckel und streckt ihr Bein, S. 72

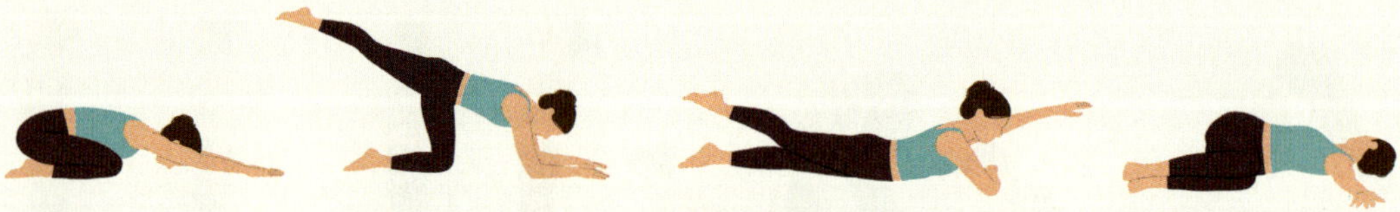

Sich ganz in sich zurückziehen, S. 74

Die Beine entstauen, S. 76

Den Rücken beleben und kräftigen, S. 78

Die Kokodilübung, S. 80

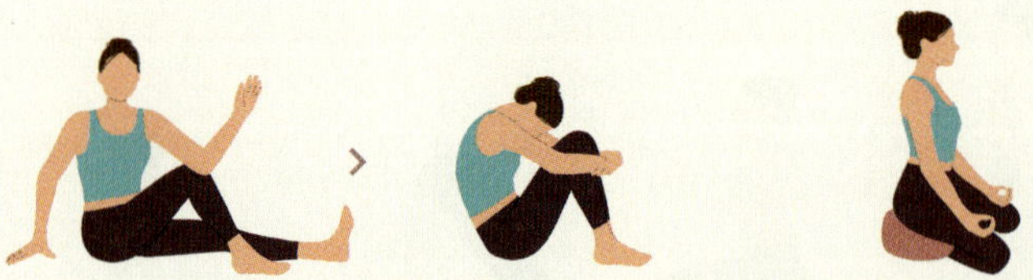

oder

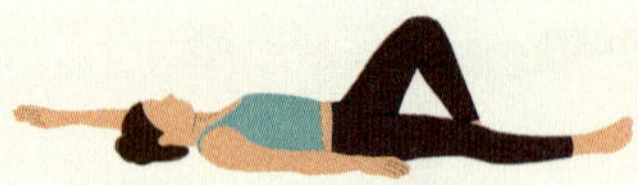

Der Drehsitz, S. 82

Nachspüren, S. 38

Die Energie wieder fließen lassen, S. 84

ABENDROUTINE 2: DIE WIRBELSÄULE AUFATMEN LASSEN

EA = Einatmen, AA = Ausatmen

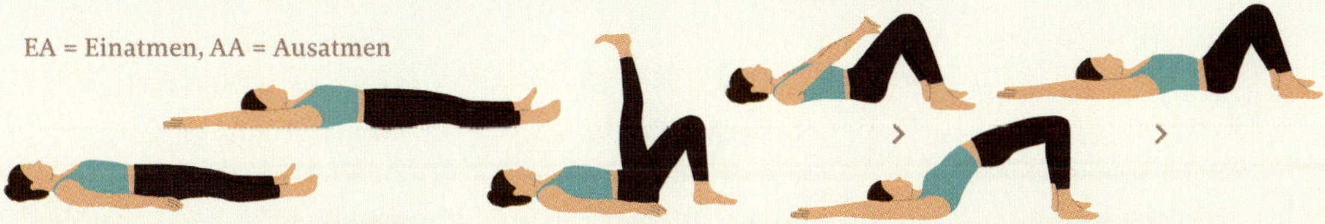

Rückenlage, S. 88 — Strecken und Dehnen, S. 89 — Die Beine entstauen, S. 90 — Schulterbrückenvariante, S. 92

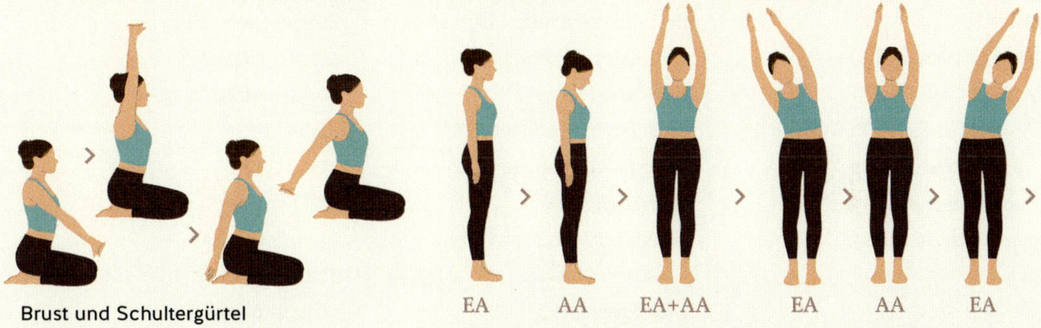

Brust und Schultergürtel dehnen und erwärmen, S. 94

Die acht Bewegungsrichtungen der Wirbelsäule, S. 100 ...

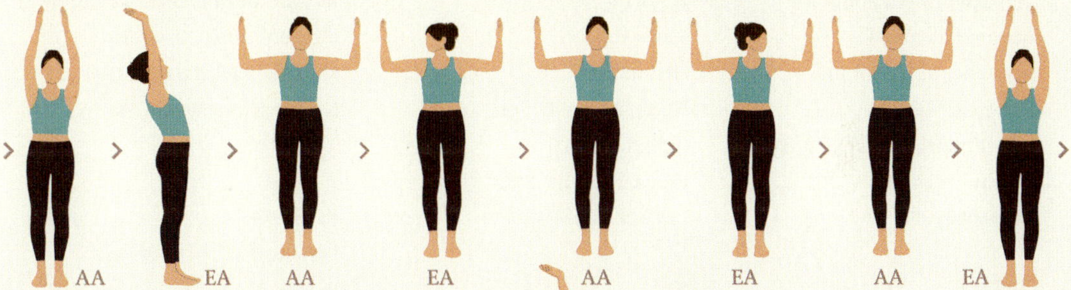

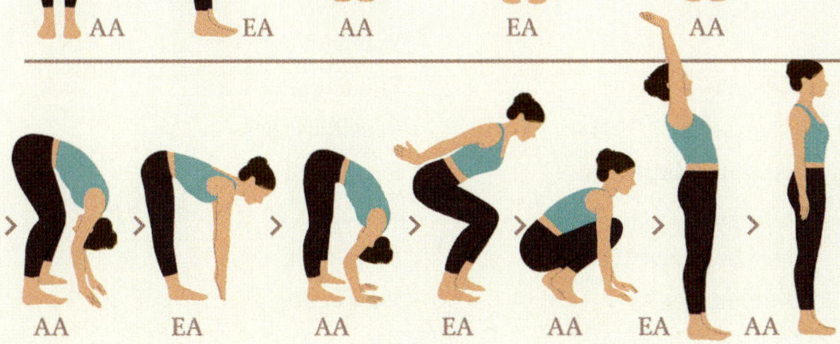

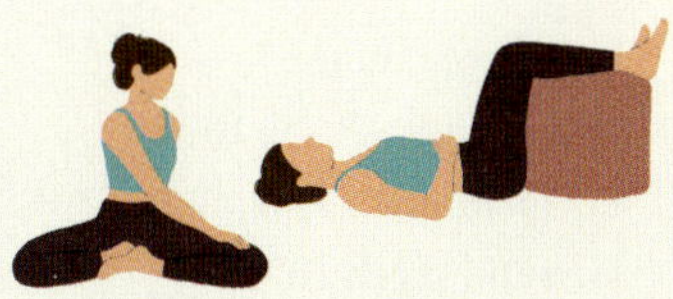

Der einfache Drehsitz, S. 106

Die Wirbelsäule ruhen lassen, S. 110

Register

SACHREGISTER

ÜBUNGSREGISTER

Bildnachweis:

Covermotiv: Tanja Ivanova/Getty Images; Fotoproduktion: GU/Johannes Rodach; Illustrationen: GU/Lisa Hingerl; Adobe Stock: S. 40, 46, 47, 86, 99; Roland und Sabrina Michaud/akg-images: S. 11; Getty Images: S. 8, 12; iStockphoto: S. 2_1 (Wh.), 2_2 (Wh.), 6, 18, 20, 62, 64, U3; Nela König: S. 4, 126.

Wenn Sie mit Höranleitung üben wollen, können Sie den nebenstehenden QR-Code scannen. Alternativ finden Sie die Audiostreams unter folgender Adresse: https://gu.de/blogs/zusatzinhalte/yoga-mehr-energie-und-ruhe

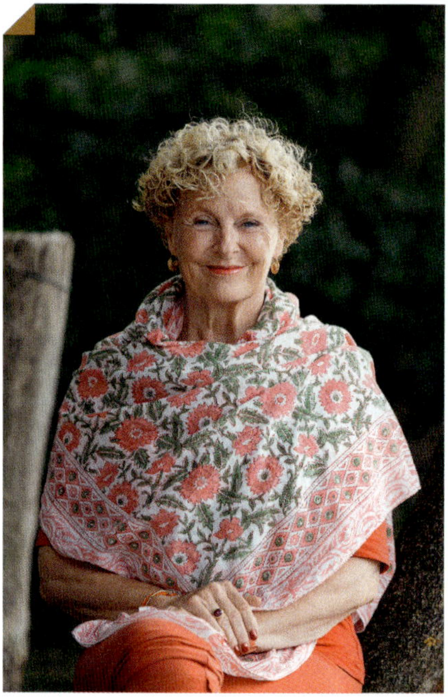

ZUR AUTORIN

Anna Trökes ist eine der profiliertesten Yogalehrerinnen und Yogaautorinnen im deutschsprachigen Raum. Sie unterrichtet seit 1974 und kennt die vielfältigen Wirkungen gekonnt eingesetzter Yogaübungen wie kaum jemand anderes.

Weitere Bücher der Autorin:

- Das große Buch vom Yoga
- Die Yoga-Box
- Yoga Nidra
- Der kleine Alltags-Yogi
- Yoga-Hausapotheke
- Yoga für den Rücken

Besuchen Sie Anna Trökes auf:
www.prana-yoga-berlin.de

DIE BÜCHERMENSCHEN HINTER »YOGA FÜR MEHR ENERGIE UND RUHE«

Verlagsleitung: Eva Dotterweich
Projektleitung: Stella Schossow
Lektorat: Diane Zilliges
Cover: ki36 Editorial Design, München, Sabine Skrobek
Layout: ki36 Editorial Design, München, Bettina Stickel
Satz: Christopher Hammond
Herstellung: Petra Roth
Bildredaktion: Simone Hoffmann
Reproduktion: Medienprinzen GmbH, München
Druck & Bindung: Firmengruppe APPL, aprinta druck, Wemding

Grillparzerstraße 8, 81675 München

www.gu.de/kontakt | hallo@gu.de

GU ist eine eingetragene Marke der GRÄFE UND UNZER VERLAG GmbH

1. Auflage 2025, ISBN: 978-3-8338-9867-9

WICHTIGER HINWEIS

Die Gedanken, Methoden und Anregungen in diesem Buch stellen die Meinung bzw. Erfahrung der Verfasserin dar. Sie wurden von der Autorin nach bestem Wissen erstellt und mit größtmöglicher Sorgfalt geprüft. Sie bieten jedoch keinen Ersatz für persönlichen kompetenten medizinischen Rat. Jede Leserin, jeder Leser ist für das eigene Tun und Lassen auch weiterhin selbst verantwortlich. Weder Autorin noch Verlag können für eventuelle Nachteile oder Schäden, die aus den im Buch gegebenen praktischen Hinweisen resultieren, eine Haftung übernehmen.

LIEBE LESERIN, LIEBER LESER,

wie wunderbar, dass Sie sich für ein Buch von GU entschieden haben! In unserem Verlag dreht sich alles darum, mit gutem Rat Ihr Leben schöner, erfüllter und einfacher zu machen. Unsere Autorinnen und Autoren sind echte Expertinnen und Experten auf ihren Gebieten, die ihr Wissen mit viel Leidenschaft mit Ihnen teilen. Und unsere erfahrenen Redakteurinnen und Redakteure stecken viel Liebe und Sorgfalt in jedes Buch, um Ihnen ein Leseerlebnis zu bieten, das wirklich besonders ist. Qualität steht bei uns schon seit jeher an erster Stelle – jedes Buch ist von Büchermenschen für Buchbegeisterte gemacht, mit dem Ziel, Ihr neues Lieblingsbuch zu werden.

Ihre Meinung ist uns wichtig, und wir freuen uns sehr über Ihr Feedback und Ihre Empfehlungen – sei es im Freundeskreis oder online.

Viel Spaß beim Lesen und Entdecken!

PS: Hier noch mehr GU-Bücher entdecken: www.gu.de

FÜR DIE UMWELT

Dieses Buch wurde auf PEFC-zertifiziertem Papier aus nachhaltiger Waldwirtschaft gedruckt. Aus Liebe zur Natur verwenden wir leichtes Papier.

WERDEN SIE TEIL DER GU-COMMUNITY!

Sie und Ihre Familie, Ihr Haustier, Ihr Garten oder einfach richtig gutes Essen. Egal, wo Sie im Leben stehen: Als Teil unserer Community entdecken Sie die neuesten GU-Bücher als Erstes, Sie genießen exklusive Leseproben und werden mit wertvollen Impulsen und kreativen Ideen bereichert.

Worauf warten Sie? Seien Sie dabei!

www.gu.de/gu-community

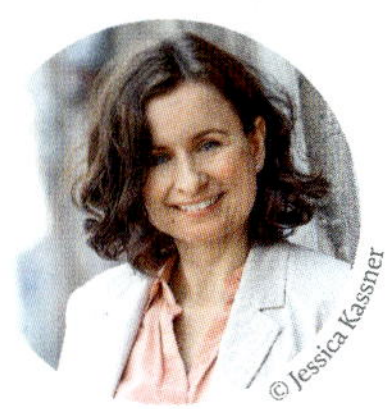
© Jessica Kassner

WARUM UNS DAS BUCH BEGEISTERT

Ein Klassiker, der hält, was er verspricht – und mit Anna Trökes Yoga zu praktizieren ist einfach etwas ganz Besonderes.

Eva Dotterweich, Verlagsleitung